目の健康寿命

40代から
はじめる
後悔しない
ための
生活習慣

しべつ眼科院長
眼科専門医／医学博士
下内昭人

講談社 日刊現代

はじめに

私たちの日常生活は、「視覚」に大きく依存しています。

テレビや動画を見て、本や漫画を読み、美しい景色に感動し、デジタルデバイスで情報を集める――。これらの行動はすべて、「目」という器官によって実現しています。

実際、人は外からの**情報の約8割を視覚から得ている**といわれています。

小さな目の違和感は、しばしば「年齢のせい」「一時的な目の不調・疲れ」として軽視されがちです。しかしその違和感を放置した結果、検査を受けると失明寸前の状態になっていた患者さんを私は数多く診てきました。

とくにこれからは「早期発見・早期治療」に加え、**目も「予防医療」が重要になる。**私はそう考えています。これは大人だけの話ではなく、スマートフォンやゲームなどの近業作業が増えている子どもにも当てはまります。

目の健康を守ることは、単に視力を保つだけではなく、**将来私たちが老後を迎えたとき、生活の質を維持するためにも必要不可欠**なのです。

そして意外に思われるかもしれませんが、目の病気によっては同じ病気でもさまざまな種類があります。たとえば緑内障やドライアイ、加齢黄斑変性《かれいおうはんへんせい》にも複数の種類があり、そのタイプごとに治療法も異なります。そのため、精密検査が重要なのはもちろん、眼科医がきちんと原因を特定し、適切な治療を施さなければ失明に至ってしまうこともあります。

そこで、本書ではとくに**失明リスクの高い病気に焦点を当て、40代以降の人が目の病気を加速させない方法、目の健康を維持するための生活習慣や食事のアドバイス、**

子どもの目に必要なことなどをお伝えしていきます。

私は北海道士別市で、２０２２年に旭川以北で初めて日帰り硝子体手術ができる眼科クリニックを開院しました。開院する前は、**旭川医科大学病院で失明に大きく関わる網膜硝子体の病気**を主に担当し、難症例の白内障手術や子どもの弱視治療も含めて、数多くの症例を診てきました。日々の診療の中で、調子が悪くなってから眼科に受診する方が多く、もっと早く治療ができれば救えた目もありました。

また、目に関する正しい知識や予防法について触れる機会が少ないことも強く感じました。そして、**「早期発見・早期治療」と「予防医療」の重要性について啓蒙したい**と考えるようになり、これまでの自分自身の経験から伝えられることがあると思い、今回筆を執ることを決めました。

本書を読み進める前に、まずご自身の目の状態を確認していただきたいと思います。これらは専門的な診断の代わりにはなりませんが、目の病気が潜んでいる可能性をはかる指標になります。左記の項目に該当した方は、一度眼科で検査を受けることをおすすめします。

本書が、みなさんの目の健康に対する新たな気づきと、より質の高い人生を送る一助になれば幸いです。

――白内障のセルフチェック

上段のチェック項目は、２つ以上当てはまると注意が必要です。下段は車を運転する方向けの質問ですが、１つでも当てはまったら眼科で検査を受けましょう。
白内障は静かに進行する、いわば「目の曇り」のような病気です。詳しくは第2章で解説しますが、40代で徐々に始まり、生きていればほぼ全員が白内障になります。

図1　白内障のセルフチェック

次の項目で当てはまるものにチェックを入れてみよう。

- □ ものがぼやけたり、かすんで見えたりする
- □ 眼鏡をかけても見えづらい
- □ 老眼鏡をかけても本や新聞の文字が見えづらい
- □ 最近、老眼鏡がなくても近くのものが見えやすくなった
- □ 片目でものを見ると、二重に見える
- □ 晴れた日の屋外で、まぶしさを強く感じる
- □ 夕方、暗くなると急に見えづらくなる
- □ 目が疲れやすい
- □ 見えにくくなり、生活に支障が出ている
- □ 50歳以上である

車を運転する方は、次の項目も一緒にご確認ください。

- □ 夜間の車の運転が見えづらくてヒヤッとすることがある
- □ 対向車のヘッドライトを見ると、真っ白になるほどまぶしい
- □ 免許の更新で引っかかった

——緑内障のセルフチェック

緑内障は、日本における失明原因第1位を占める深刻な目の病気です。緑内障が怖いのは、初期段階ではほぼ自覚症状がないため、気づかないうちに進行し、日常生活に支障をきたす可能性があることです。

そんな緑内障の早期発見ツールとして、本書では**「ノイズフィールドチェック（ノイズ視野検査）」**を紹介します。

これは、かつてテレビに映っていた砂嵐のような映像や画像を利用して行うもの。デジタル放送への移行により砂嵐を見る機会は減りましたが、緑内障関連のＷｅｂサイトや眼科の公式サイトなどからセルフチェックが可能です。インターネットで「ノイズフィールドテスト」と検索してみてください。

図2　ノイズフィールドチェック

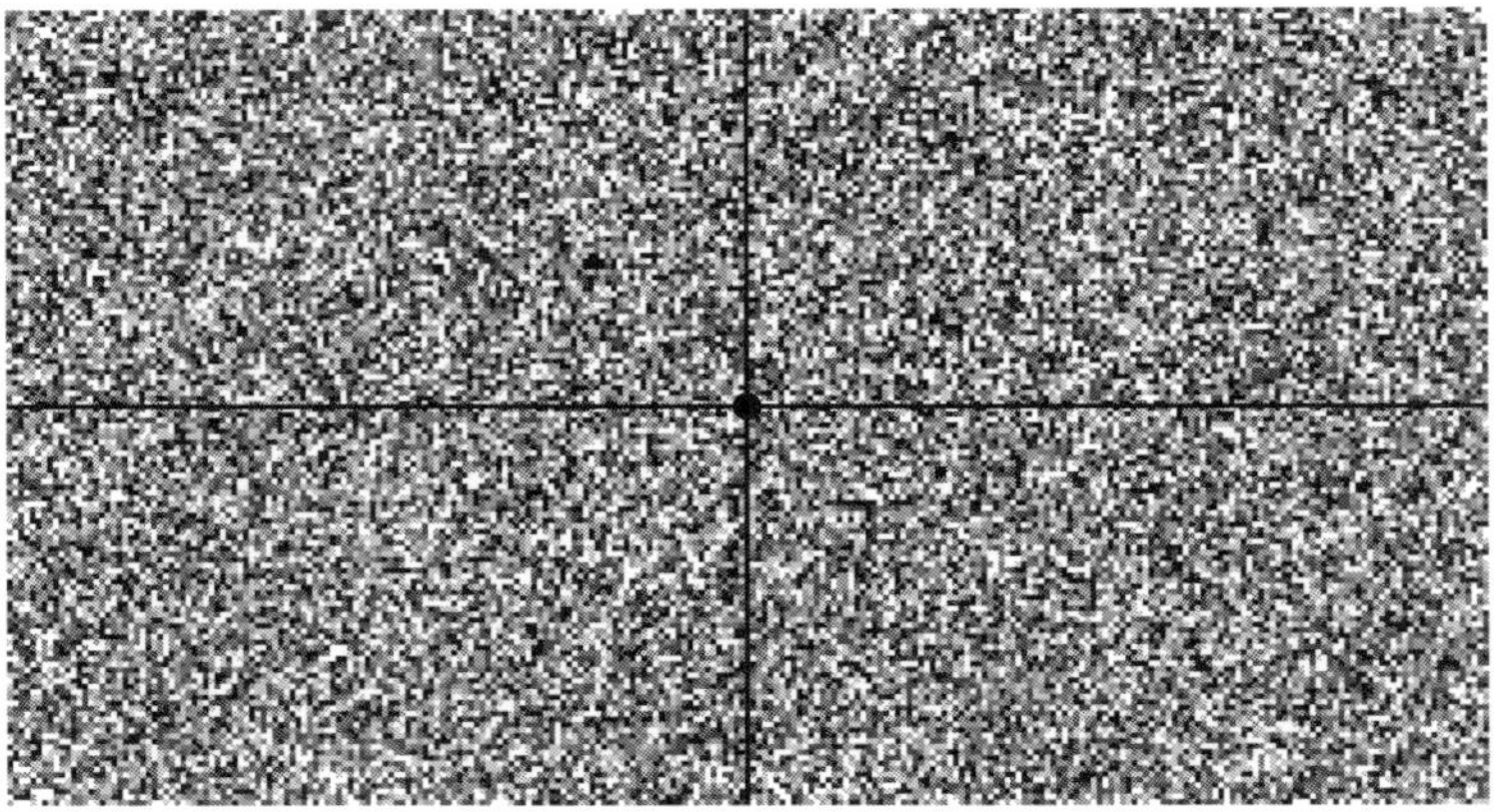

※上記は砂嵐の静止画です。
チェックする際は映像をご活用ください。

＼このような見え方であれば要注意！／

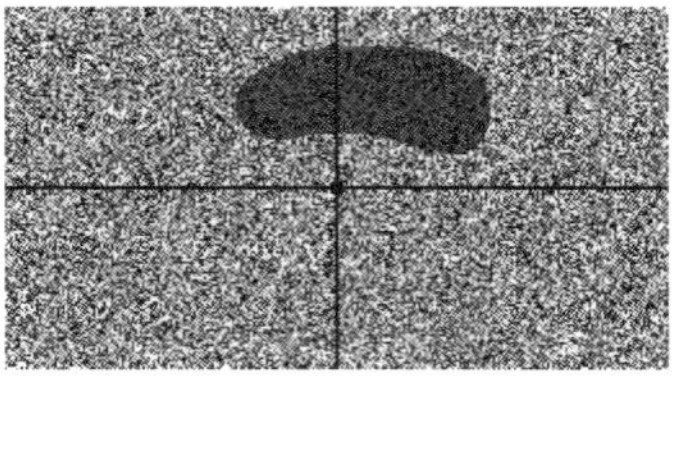

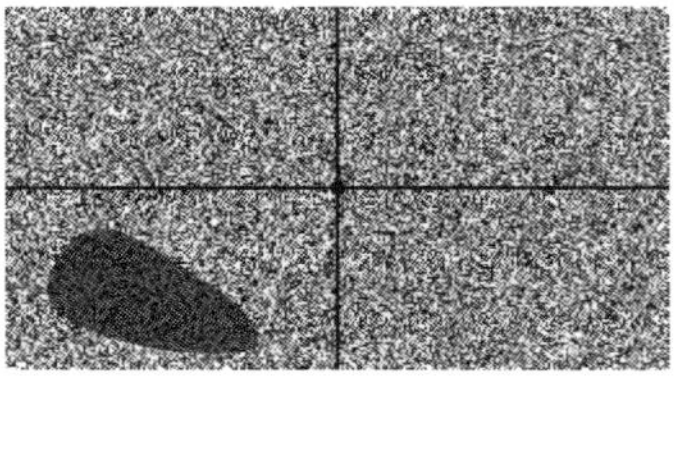

具体的な方法は次のとおりです。

①**画面から約30㎝離れる**
②**中央の目印を片目ずつ見る**
③**砂嵐の中に見えづらい部分がないかを確認する**
④**もう片方の目も同様にチェックする**

この砂嵐の映像を見て、画面の一部分に違和感がある**（曇っている、映像のちらつきがない、黒や灰色、白っぽく見える）**場合は、何らかの病気が隠れている可能性があります。何も違和感がない場合は正常と判断できますが、緑内障はこの検査だけでは異常を検出できていない可能性が高いので、ご注意ください。

――アムスラーチャートで見え方チェック

11ページに掲載している「アムスラーチャート」の中心にある黒い点を片目ずつ見て、格子状の線がどんなふうに見えたかチェックしてみましょう。

ポイントは2つです。

- **老眼鏡やコンタクトレンズを装用したまま行う**
- **目から30㎝ほど離して見る**

もし見え方に違和感があった人は、目の網膜（眼球の内側を覆っている薄い組織）の異常が疑われます。代表的な病気としては、**「加齢黄斑変性《かれいおうはんへんせい》」「網膜静脈閉塞症《もうまくじょうみゃくへいそくしょう》」「糖尿病網膜症《とうにょうびょうもうまくしょう》」**などが挙げられますが、ほかの病気の可能性も考えられます。

眼精疲労などが原因で一時的にこのような見え方に変化することはありませんので、

図3　アムスラーチャート

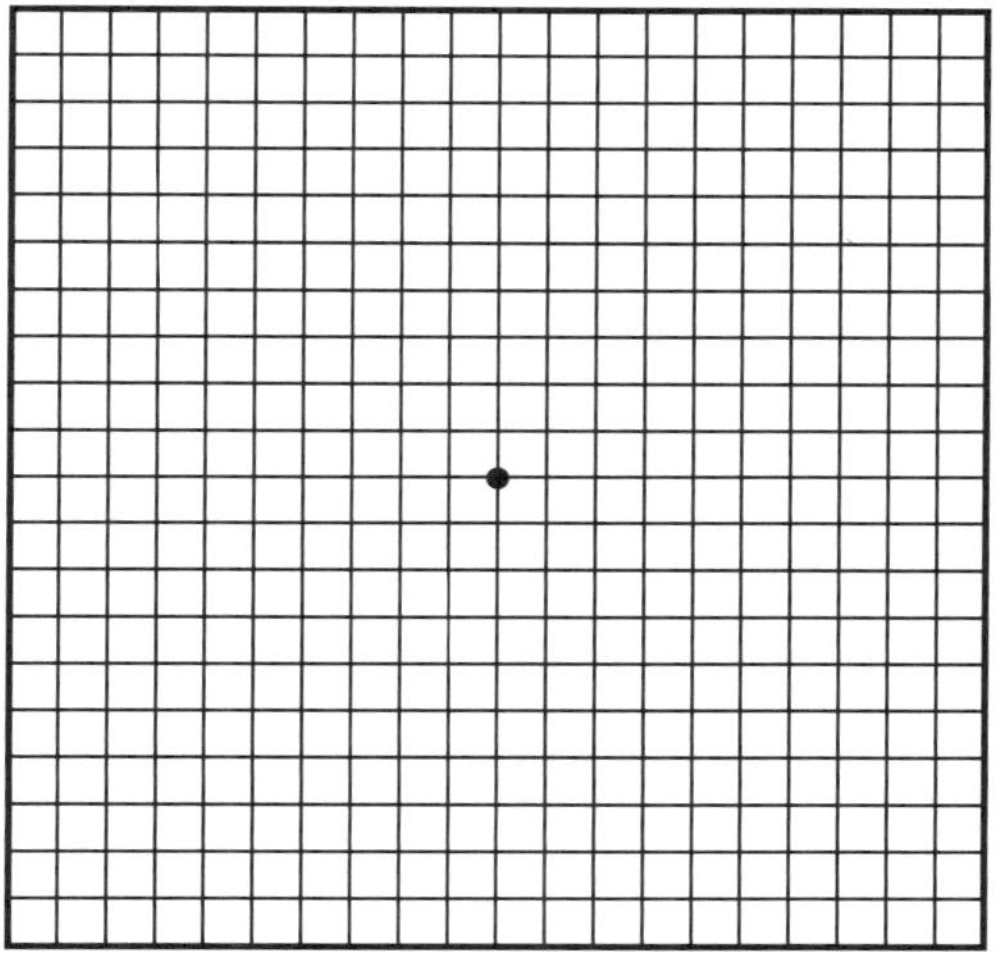

正常な見え方
違和感はない

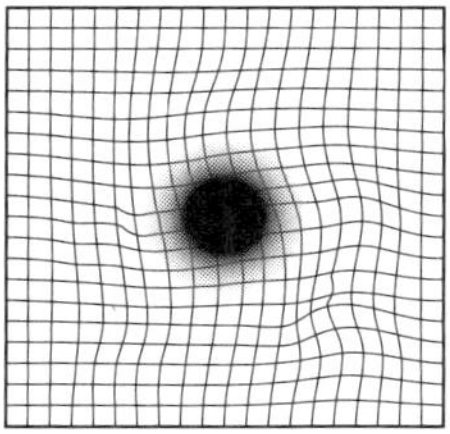

中心が暗い
中央に暗い部分や
ぼやける部分がある

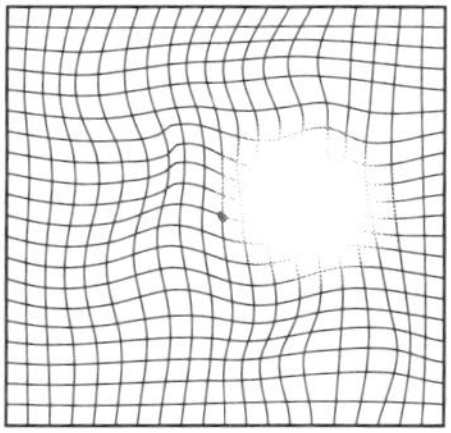

部分的に欠ける
中央付近に消える部分や
線が途切れる部分がある

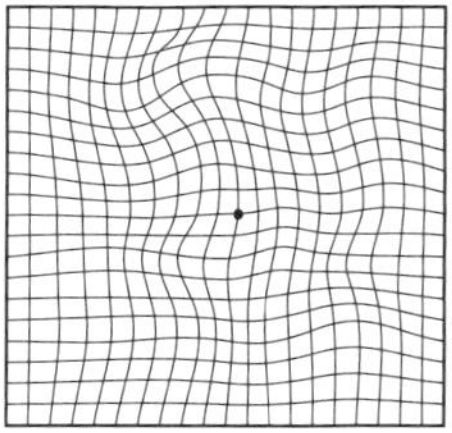

歪んで見える
中央付近の線が
ゆがんで見える

異常を感じたら速やかに眼科を受診しましょう。

ちなみにアムスラーチャートは、その簡便さと有用性から多くの眼科や医療機関などで活用されています。

──飛蚊症の見え方チェック

飛蚊症とは、その名のとおり**「蚊が飛んでいるように見える症状」**を指します。実際には虫以外にも、糸くずや水滴、小さな輪っかなど人によって見え方が異なります。

その多くが老化現象のため、生理的な飛蚊症であれば問題視する必要はありませんが、**飛蚊症が網膜剥離や眼底出血などの病気によるものだと厄介**です。

危険な飛蚊症かどうかの見極め方として、次の4つの項目を確認してみてください。1つでも当てはまったら眼科で検査を受けられることを推奨します。

Check①飛んで見える対象の数が増えてきている
Check②見えづらい部分が目立っている
Check③見えづらい部分が増えてきている
Check④視界に光が走る（光視症）ことがある

ドライアイのセルフチェック

ドライアイはその名のとおり、目の表面が乾燥した状態ですが、「目が乾く」だけでは重篤な病気ではないと思われがちです。しかし、**ドライアイはさまざまな目の症状を引き起こす現代病**です。

チェック項目に当てはまる数が多い人ほど、ドライアイの可能性があります。

近年は患者数も急増しており、**日本におけるドライアイ患者数は推計2000万人**

図4　ドライアイのセルフチェック

次の項目で当てはまるものにチェックを入れてみよう。

□ 目が乾いた感じがする
□ 目がしょぼしょぼ、ゴロゴロする
□ 目がしみるように痛い
□ ものがかすんで見える
□ まぶしい
□ 目が疲れる
□ 目が充血しやすい
□ 目になんとなく違和感がある
□ 目が重たく感じる
□ めやにが出やすい
□ 目がかゆい
□ 理由もなく涙が出る
□ コンタクトレンズをつけると痛くなる
□ 目が熱く感じる
□ 目を10秒以上開けていられない

とされています。また40歳以上の成人は、男性の12・5%、女性の21・6%がドライアイに当てはまるという報告もあります。

ドライアイ対策については、第3章の生活習慣編を参考にしてください。

――眼精疲労のセルフチェック

目だけでなく、**全身にも症状が及ぶのが「眼精疲労」の特徴**です。

目の症状なら眼科を受診しようと思えますが、全身症状だけでも眼精疲労の可能性が潜んでいるため、注意が必要です。

もちろん、一時的な疲れ目による症状であれば問題はありません。しかし日頃から目を酷使するような生活を送り、十分な睡眠を取っても回復しない場合は眼精疲労を疑いましょう。**全身症状であれば、とくに肩こりや頭痛が顕著に出やすい**傾向にあり

図5　眼精疲労のセルフチェック

次の項目で当てはまるものにチェックを入れてみよう。

●目の症状

- □ 目がしょぼしょぼする
- □ 目が乾く
- □ 目が痛む
- □ 目が疲れる
- □ 目が重い
- □ 目がぼやける
- □ 目がかすむ
- □ 目が赤くなる

●目以外の全身症状

- □ 集中力の低下
- □ 疲れやすい
- □ 肩こり
- □ 頭痛
- □ 吐き気
- □ 胃腸の調子が悪い

ます。

――アイフレイルのセルフチェック

2つ以上当てはまった方は、アイフレイルの可能性があります。

アイフレイルとは、**「加齢による目の衰えにさまざまな外的ストレスが加わることで生じる目の機能低下、またはそのリスクが高い状態」**を指します。

アイフレイルは「病気の一歩手前」とも言い換えられるので、一度眼科で精密検査を受けることを検討してみましょう。

とくに40歳を過ぎたら定期検査を受けて、早期発見・早期治療につなげましょう。

アイフレイルについては、第2章で詳しく解説しています。

図6　アイフレイルのセルフチェック

次の項目で当てはまるものにチェックを入れてみよう。

- □ 目が疲れやすくなった
- □ 夕方になると、手元が見にくくなることがある
- □ 新聞や本を長時間見ることが少なくなった
- □ 食事のときにテーブルを汚すことがある
- □ 眼鏡をかけてもよく見えないと感じることがある
- □ まぶしく感じやすい
- □ まばたきしないとはっきり見えないことがある
- □ まっすぐの線が波打って見えることがある
- □ 段差や階段が危ないと感じたことがある
- □ 信号や道路標識を見落としたことがある

目次

第2章

失明リスクを軽減！ 40歳から知っておくべき隠れた病気と対策

第3章

目がみるみる元気になる健康習慣

第4章

目の常識を覆す! よくある疑問と最新知識をQ&Aで解説

第5章 子どもの「見る力」を最大限に引き出す方法

本文イラスト
Kvart/PIXTA（ピクスタ）（P8）
TKM/PIXTA（ピクスタ）（P11、P59）
マツキヨ/PIXTA（ピクスタ）（P66）
小林孝文（アッズーロ）（P163、P164）

第 1 章

知らないと危険！放置すると怖い目の症状

「失明リスク」が高い4大疾病

ものが見えづらい、ぼやけて見える、目が乾いてゴロゴロする……些細な目の違和感をみなさんは放置していないでしょうか？

「はじめに」でもお伝えしたように、**「視覚」から得る情報は外界から得る情報の8割**にも及ぶといわれています。

目から入る情報が遮断されてしまうと、私たちの生活はどうなるでしょうか。まず自分の身の回りのことを行うことすら難しくなり、歩くことや体を動かす機会が減って、身体的な衰えが加速してしまう恐れがあります。とくに運動不足はさまざまな目の病気に関連することが報告されており、生活習慣病にもなりやすくなるでしょう。

また、視覚からの情報が制限されることで、脳への刺激が少なくなり、**認知機能の**

低下やうつ病の発症につながることもわかっています。そして、その影響は個人のみならず、家族や周囲の人々の生活にも及んでしまうことは想像に難くありません。目の健康は、私たちの生活全体に大きな影響を与えているのです。

そして、現代社会の特徴が目の問題をさらに複雑化させています。

現代人の生活様式は、かつてないほど視覚に依存しています。あらゆるデジタル機器を駆使し、絶え間なく情報や映像に触れ、文字を入力するなどの作業を日常的に行っています。

しかし利便性が高まる一方で、目を酷使する時間はどんどん増え続けています。人類史上、**かつてないほど近くを見る「超近視時代」に入っている**といっても過言ではありません。こうした背景から、**目の病気の発症リスクは年々高まっているのです。**

とくに近年は、目の不調を加速させる要因が多く見られます。たとえば、**リモートワークの普及、生活習慣の変化、全身疾患の影響**などです。目の不調や病気は、さまざまな要因が複雑に絡み合って起こるのです。

ここで、失明リスクの高い4大疾病を紹介しましょう。

2019年に岡山大学を中心とする研究グループが行った調査では、視覚障害の原因疾患の第1位が緑内障で、その割合は40・7%にものぼりました。

〈2019年の失明原因疾患ランキング〉

- **第1位　緑内障**
- **第2位　網膜色素変性症**
- **第3位　糖尿病網膜症**
- **第4位　加齢黄斑変性**

ちなみに、第2位の「網膜色素変性症」は、日本では厚生労働省によって難病指定されています。第3位の「糖尿病網膜症」は糖尿病の合併症で、**40〜50代の働き盛り**

の世代では失明原因の第1位となっています。第4位の「加齢黄斑変性」は、欧米では最も失明の危険性が高い病気です。

これらの病気は多くの場合、数年あるいは数十年かけてゆっくりと進行します。とくに緑内障は、失明寸前まで進行しても自覚症状が現れにくい病気です。そのため、進行した状態で発見されることが多々あります。また、糖尿病網膜症も初期から中期にかけて自覚症状を感じにくく、重症化すると突然視力が低下したり、出血したりして初めて病気に気づくケースもあります。

まずは、無症状でも進行する目の病気が存在するということ、そして**失明率の高い病気こそ早期発見・早期治療が極めて重要である**ことを理解してください。

全身疾患が引き起こす目の病気

実は、全身疾患が目の病気を引き起こすこともあります。その代表的な疾患の1つが「糖尿病」です。

2016年の厚生労働省による「国民健康・栄養調査」では、日本の推定糖尿病患者数は約2000万人でした。また2019年の調査では、男性の19・7%、女性の10・8%が糖尿病に罹患していると報告されています。

糖尿病にかかると、高血糖によって活性酸素が作られ、血管が詰まったり損傷したりします。とくに**網膜の細い血管が障害されると、失明の原因疾患第3位の糖尿病網膜症を引き起こします。**

糖尿病網膜症の特徴は次のとおりです。

・糖尿病患者の5人に1人が発症する
・糖尿病発症から5~10年で網膜症のリスクが高まる
・糖尿病網膜症患者の10人に1人が視力低下を経験している

ここで、私が以前診察した40代の患者さんの話をしましょう。

ある日突然、患者さんの眼球の内部に出血が起こり、視力が0・1以下まで急速に低下し、当院を受診されました。そして精密検査の結果、糖尿病網膜症を発症しており、同時に糖尿病を患っていたこともわかりました。本人もその事実を知らず、内科で治療を受けていなかったので、入院と目の緊急手術を行い、幸いにも視力を1・0まで回復させることができました。**40代で失明の危機に直面したという経験**は、その患者さんにとって大きな衝撃だったと思います。

しかし、こうしたケースは決して珍しいことではありません。この患者さんは失明せずに済みましたが、どんなに医師が手を施しても、残念ながら視力が回復しないことも多くあります。失明率の高い病気が治療の手遅れになりやすいことは、眼科医療において極めて重要な問題です。

一方、**医療技術の進歩によって、目の病気の治療成績は着実に向上しています。**たとえば2015～2019年の4年間で、緑内障による失明の割合が28・6％から40・7％に増加したのは、糖尿病網膜症や加齢黄斑変性の治療法の進歩により、これらの病気による失明が減少したためと考えられます。

さらに、ＡＩを活用した画像診断など最新技術の導入も進んでいます。シンガポールなどではすでに実用化されており、日本でも研究が進められています。これにより、早期発見・早期治療の精度が飛躍的に向上することが期待されています。

目の病気が疑われる13の症状

続いて、13種類の症状から可能性が考えられる病気をまとめました。すでに目の不調を感じている人は、該当する症状から確認してください。

①ものが見えづらい

ものが見えづらくなる要因は多岐にわたりますが、突発的な視力低下を引き起こす病気として、網膜動脈閉塞症《もうまくどうみゃくへいそくしょう》、視神経炎《ししんけいえん》、網膜剥離、急性緑内障発作などが挙げられます。それぞれ見ていきましょう。

・網膜動脈閉塞症

網膜動脈閉塞症は、網膜の最も重要な血管が突然詰まる病気です。通常、片目にのみ発症し、**痛みなどの違和感がないまま突発的に視力を失います。**1～2時間以内（早ければ早いほどよい）の治療が望ましく、一般的に6時間以上経過すると回復が困難となる深刻な病気で、発症して数日後に脳梗塞を発症するリスクもあります。とくに**脳梗塞の既往歴がある方は、血栓ができやすい体質の可能性が高い**ようです。

・視神経炎

視神経経（59ページ参照）に炎症が生じる病気で、急速に視力が低下します。片目のみの場合もあれば、時間の経過とともに両眼に影響が及ぶこともあります。視力低下に加えて、**視野が欠けて見えたり、全体が白っぽくかすんで見えたりする**こともあります。

・網膜剥離

網膜剥離は、ボクシングなどの強い衝撃で起こると思われがちですが、実際には誰でもなり得る病気です。

眼球内側の網膜が剥がれることで視力が低下し、しばしば飛蚊症（黒い虫のような浮遊物が動いて見える症状）を伴います。進行すると**視野が欠けていき、最終的に失明に至る場合もあります。**加齢が主な原因とされていますが、**若年性の網膜剥離**も存在し、これには強度の近視が大きく関わっています。

とくに近視が強い人は眼球の奥行きが長いため、網膜の端に小さな穴（網膜裂孔《もうまくれっこう》）が開きやすく、そこから網膜剥離が進行します。自覚症状がない場合もありますが、**視力を司る黄斑部《おうはんぶ》に剥離が及ぶと、急激な視力低下を招く恐れがあります。**

・急性緑内障発作

眼圧が急上昇することで、さまざまな症状を引き起こす緑内障の一種です。緑内障は基本的にゆっくりと進行する病気ですが、ある日突然症状が強く出る緑内障もあります。それが急性緑内障発作です。

症状としては、目の中を循環している水（房水）が排出されなくなり、眼圧が急激に上がることで目が硬くなります。それによって**見えづらくなるだけでなく、目の痛みや充血、頭痛、吐き気**を伴うこともあります。早急に治療しないと、視力が回復しないこともある怖い病気です。

②視界がゆがんで見える

ゆがんで見える症状は、主に網膜の中心部にある「黄斑」が障害されて起こる病気が考えられます。黄斑は色や形、大きさなどを識別する最も重要な場所です。この症状が現れやすい病気は次のとおりです。

・加齢黄斑変性

加齢黄斑変性は、加齢とともに脈絡膜（眼球を覆う強膜と網膜の間にある組織）から異常な血管が現れる病気です。繰り返しになりますが、欧米では中途失明原因の第1位、日本では第4位の病気です。福岡で実施された疫学調査によると、50歳以上の1・3%に加齢黄斑変性が認められています。とくに男性に多く、**約50人に1人の男性が発症する**ことがわかっています。

放置すると急激に進行し、わずか2年で視力が0・1以下になり、最悪失明します。主に加齢によって黄斑部に出血や腫れなどの異常が起こり、**視野の中心がゆがんで見えたり、進行すると暗くぼやけて見えたりします。**

・中心性漿液性網脈絡膜症《ちゅうしんせいしょうえきせいもうみゃくらくまくしょう》

黄斑部の網膜に漿液《しょうえき》（水様の液体）がたまる病気が、中心性漿液性網脈絡膜症です。働き盛りの中年男性に多く見られ、喫煙やストレスなどが原因とされています。重症化すると加齢黄斑変性や網膜剥離に進展する可能性もあります。加齢黄斑変性と同様に、**ものがゆがんで見えたり、視野の中心が暗く見えたりする**症状が現れます。

・糖尿病網膜症

前述のとおり、糖尿病の合併症として引き起こされる病気です。初期段階は自覚症状が少ないものの、黄斑部が腫れる「糖尿病《とうにょうびょう》黄斑《おうはん》浮腫《ふしゅ》」に進行すると、**視力の低下やゆがみを感じる**ことがあります。大事なことなので強調しますが、**日本の失明原因第3位、働き盛りの世代においては第1位の病気**です。近年は治療の選択肢が増え、失明者数は減少傾向にあるものの、依然として注意が必要な病気です。

・網膜前膜《もうまくぜんまく》

網膜前膜は、黄斑に薄い膜が張り付いてしまう病気です。中高年に多く見られ、ものがゆがんで見えたり視力が低下したりする可能性があります。主な原因は加齢で、非常にゆっくり進行するため、**自覚症状がほとんどない人もいます**。多くの場合は経過観察で様子を見ますが、重症の場合は手術が検討されます。

③目がぼやける／かすむ

目がぼやけたり、かすんだりする症状は、一時的な目の酷使によって起こることもありますが、長期間続く場合は病気を疑ってください。

・白内障

白内障は、眼球内のレンズの役割を果たす「水晶体」が濁っていく病気です。主な原因は加齢ですが、先天性の場合もあれば、**糖尿病やアトピーなどの併発性、外傷、紫外線、ステロイドなどの薬剤性**も考えられます。40代から進行が早くなり、60代では約7割、80代ではほぼ全員に見られる国民病です。とくに**視界全体がぼやけたり、かすんだりする**のが特徴です。

・**眼精疲労**

眼精疲労は、目の過度の使用によって起こる一連の症状を表します。目の疲れによってピントが合いづらくなり、目がぼやけたり、かすみ目が起こったりします。主な原因は長時間の読書やパソコン、スマートフォンなどの継続的な使用です。

・**VDT症候群**

VDT症候群は、パソコンやスマートフォン、タブレット端末などのディスプレイを長時間見続けることで生じる目や体、精神の不調です。目のかすみや疲れだけでなく、**眼精疲労やドライアイの症状、さらに不眠や抑うつ**などの全身症状を伴うこともあります。第3章では、VDT症候群の原因や対策を詳しく紹介しています。

・**ぶどう膜炎**

ぶどう膜炎は、虹彩（59ページ参照）や脈絡膜などの眼球内の組織に炎症が起こる病気です。感染や免疫システムの異常が原因となり、**重症化すると失明のリスクを伴い**

ます。炎症細胞（体の自然な防御反応）が眼内で増殖すると、視界のかすみを感じることがあります。

④まぶしい

まぶしさも、実はさまざまな目の病気や状態に関連しています。代表的な病気とその特徴をまとめます。

・ドライアイ

ドライアイは、**日本人の6人に1人が罹患している**といわれる現代病です。とくにパソコンやスマートフォンなどの画面を見続ける生活により、ドライアイの患者数は急増しています。涙の質の低下やコンタクトレンズの長時間装用、さらに生活習慣もドライアイの原因となります。

ドライアイになると、角膜（59ページ参照）に入ってくる光が乱反射を起こし、まぶしさを感じることがあります。これは角膜上に涙が行き渡らなくなることで、光が正常に通過できなくなるためです。太陽光や人工光などの**さまざまな光源に対して、通常以上のまぶしさを感じたらドライアイを疑いましょう。**

・眼瞼痙攣《がんけんけいれん》

目の周りの筋肉が痙攣《けいれん》を起こし、まばたきの回数が増えたり、目が開けられなくなったりする状態を指します。症状がドライアイと類似していることから、適切な診断がなされずに見過ごされることも多いため注意が必要です。

・白内障

白内障は視界がぼやける・目がかすむ症状以外にも、水晶体の濁りが光の乱反射を起こし、「まぶしさ」を感じさせることもあります。太陽光や電気の光などをまぶしく感じた場合、白内障を発症、または進行している可能性を疑ってみてください。

・**ぶどう膜炎**

前述した「目がぼやける／かすむ」という症状以外にも、目の中を浮遊する炎症細胞に光が乱反射して、まぶしさを感じることがあります。また、人によっては**充血や目の痛み、視力の低下**の症状が出る人もいます。

⑤暗い場所で見えづらい

・**網膜色素変性症**

網膜色素変性症は、光を感じる網膜が少しずつ障害を受ける病気です。代表的な症状としては、**暗い場所で急に見えづらくなる夜盲が特徴**。これは、暗い場所でも光を感知できる桿体細胞《かんたいさいぼう》が障害されるために起こります。

症状が進行すると、周辺から徐々に視野が狭くなっていきます。繰り返しになりますが、日本では難病指定されており、**失明原因第2位の病気**です。

⑥視野が欠けている

続いて、視野が欠けている症状から考えられる病気を探っていきましょう。

・網膜剥離

網膜剥離はその名のとおり、網膜が剥がれる病気です。剥がれた範囲や場所によって視野の欠け方は異なります。**痛みもなく、徐々に進行して放置すると失明する**こともあります。視野の一部が欠けてものが見えづらくなったり、視野の欠けが徐々に広がったりする場合は注意が必要です。

・緑内障

緑内障は、目の視神経（59ページ参照）が障害されることによって、徐々に視野が狭くなっていく病気です。**進行するまで無症状で、「見えづらさ」を自覚したときには失**

明寸前……というケースも決して珍しくありません。**40歳以上では20人に1人、70歳以上は10人に1人**が発症するといわれています。

主な原因に眼圧の高さが挙げられますが、眼圧が正常でも緑内障になることも多く、強い近視や遺伝、生活習慣、視神経が弱っているなどが原因で発症します。とくに**鼻側から視野が欠けやすい**のが特徴です。

・**脳腫瘍《のうしゅよう》**

脳腫瘍が視神経を圧迫しても、視野が狭くなることがあります。とくに、視床下部にできる腫瘍では、「両耳側半盲《りょうじそくはんもう》」と呼ばれる症状が現れます。これは両目の外側部分の視野が欠けてしまう状態です。治療としては、手術で腫瘍を取り除き、視神経への圧迫を解消する方法があります。

⑦ものが飛んで見える／光が走る

次は、視界に浮遊物が飛んでいるように見える、あるいは視界に一瞬光が走るといった症状から考えられる病気です。

・網膜裂孔

網膜裂孔とは、網膜に突然穴が開く状態をいい、**進行すると網膜剥離になります。**

網膜裂孔が起こると、目の前に糸くずや蚊が飛んでいるように見える「飛蚊症」という症状が現れます。これは、網膜の穴から色素や血液が目の中にあふれ出ることで起こります。

また視界に一瞬光が走る「光視症」という症状を伴うこともあります。これは網膜が引っ張られることで起こる刺激を脳が光として感じるためです。

多くの場合、飛蚊症は加齢に伴って起こる現象（後部硝子体剥離）です。しかし、この過程で網膜裂孔が発生することもあるため、飛蚊症を感じたら眼科で検査を受けましょう。

・硝子体出血

硝子体とは、目の内部にある水とコラーゲンでできたゼリー状の組織です。この硝子体中に出血が起きると、**ものが飛んで見える「飛蚊症」**を感じるようになります。原因は前述した網膜裂孔のほかに、糖尿病網膜症、加齢黄斑変性、網膜静脈閉塞症などがあり、それらの合併症として発症することがあります。

⑧目が赤い

次は、目が赤くなっている状態から考えられる病気をまとめました。

・流《りゅう》行《こう》性《せい》角《かく》結《けつ》膜《まく》炎《えん》

アデノウイルスによる結膜炎で、いわゆる**「はやり目」といわれる病気**です。潜伏期間は8～14日間で、触れたものや風呂などを介して簡単に感染します。**目の充血のほか、目やに、耳前リンパ節腫脹（耳穴の前にあるリンパ節が腫れること）**などの症状が現れます。重症化すると角膜が濁り、視力が低下する場合もあります。

・強《きょう》膜《まく》炎《えん》

白目部分にある強膜に起こる炎症です。充血のほか、目の奥深くでうずくような痛みを伴うところも特徴です。結膜炎との違いとしては、痛みの有無が参考となります。

・結《けつ》膜《まく》下《か》出《しゅっ》血《けつ》

結膜の細い血管が破れることによって、**白目部分がべったりと血で赤く染まった状態**をいいます。主な症状は目の赤みだけで、痛みやかゆみはありません。ぶつけたなどのきっかけがない場合は数日様子を見て、改善しない場合は眼科への受診を検討してください。

・**翼状片《よくじょうへん》**

翼状片は、白目の結膜が黒目のほうへ伸びてくる病気です。いわゆる良性の腫瘍なので、小さい場合は様子を見ることが多いですが、角膜の中心まで大きくなる場合は手術が検討されます。血管組織が伸びるため、症状としては**目が真っ赤に充血しているように見えます**。

⑨ものが二重に見える

ものが二重に見える症状は、「単眼性複視《たんがんせいふくし》」と「両眼性複視《りょうがんせいふくし》」の2種類にわけられます。それぞれ見ていきましょう。

・単眼性複視

単眼性複視は、**片目を閉じてもものが二重に見える症状**です。主な原因に乱視、白内障、眼鏡の度数のずれがあります。乱視では角膜や水晶体のゆがみ、白内障では水晶体の濁りが原因で、光が網膜に正しく結像せずに複視を引き起こします。眼鏡の度数が合っていない場合も同様の症状が現れることがあります。原因を特定するには、詳細な視力検査が必要です。

・両眼性複視

両眼性複視は、**両眼で見たときにものが二重に見える症状**です。主な原因には、眼鏡の度数のずれや斜視があります。突然発症した場合は、脳や神経系の異常が原因となることもあり、そのような場合は脳の精密検査が必要です。

とくに注意が必要なのは動眼神経麻痺です。この症状では、まぶたの下垂、目の上下・内側への動きの制限、瞳孔の拡大などが見られ、脳動脈瘤《のうどうみゃくりゅう》が原因の可能性もあります。

また、目をぶつけた場合（眼窩底骨折《がんかていこっせつ》など）や全身疾患（糖尿病、甲状腺機能亢進症など）によっても両眼性複視が引き起こされることがあります。

⑩目が乾く

続いて、目の乾きを感じている人に考えられる病気です。

・ドライアイ

長期的に目の乾きを感じる場合、ドライアイの可能性があります。ドライアイはまぶしさも感じますが、主な症状として目の乾きが起こります。重症の場合、**まばたきによる摩擦によって角膜が傷つき、視力が下がってしまう**こともあります。

なお、ドライアイには複数の種類があるため、まずは**眼科で検査を受けて自分のタイプを特定し、適切な治療を受ける**ことが改善の近道です。

・**シェーグレン症候群**

シェーグレン症候群とは、免疫の異常により、涙腺や唾液腺などに慢性的な炎症が起きる病気です。目のみならず、**口の乾きも感じる場合にはシェーグレン症候群の可能性がある**といえます。

⑪まぶたが下がる（眼瞼下垂）

まぶた（＝眼瞼）の下垂は加齢による自然現象が多いですが、中には放置すると危険な病気が隠れていることもあります。それぞれ見ていきましょう。

・**脳動脈瘤**《のうどうみゃくりゅう》

脳動脈瘤は、脳内の動脈の一部にできる異常な膨らみ（瘤）です。脳動脈瘤による動眼神経（脳神経）の麻痺が原因でまぶたが下がります。動眼神経はまぶたを上げる筋肉だけでなく、目を動かす筋肉や虹彩の収縮も支配しています。そのため、**瞳孔が広が**

る、**特定の方向を見たときにものが二重に見える**といった症状を伴う人もいます。

・重症筋無力症《じゅうしょうきんむりょくしょう》

重症筋無力症は、免疫異常により神経から筋肉への指令がうまく伝わらなくなる病気です。このため疲れやすくなり、力も入りにくくなります。とくにまぶたの筋肉が影響を受けると、まぶたが下がることがあります。また、**夕方になるにつれて症状が悪化する**傾向もあります。

⑫まぶたの腫れ

次に、まぶたの腫れが起きたときに考えられる病気を紹介します。

・蜂窩織炎《ほうかしきえん》

まぶたが腫れる場合、まぶたの炎症や麦粒腫《ばくりゅうしゅ》・霰粒腫《さんりゅうしゅ》（いわゆる「ものもらい」や「めばちこ）が多く見られます。しかし、炎症が眼球周囲の組織にまで波及することがあり、それを蜂窩織炎といいます。まぶたの腫れのほか、発熱やだるさを伴う人もいます。

・**悪性腫瘍《あくせいしゅよう》**

とくに高齢者の方のまぶたの腫れやしこりは、悪性腫瘍の可能性があります。**なかなか治らない、徐々に大きくなる、しこり周辺のまつげが抜ける**などの症状が見られる場合は眼科を受診しましょう。

⑬頭痛がする

最後に、頭痛を伴う目の病気について解説していきます。

・**急性緑内障発作**

急性緑内障発作の代表的な症状として「ものが見えづらくなる」と前述しましたが、

強烈な頭痛を伴う人もいます。もし急激な視力の低下や充血の症状も見られた場合、急性緑内障発作の可能性があり、早急に眼科で検査を受ける必要があります。

・側頭動脈炎《そくとうどうみゃくえん》

側頭動脈炎（「巨細胞性動脈炎」とも呼ばれます）は、主に中高年に見られる炎症性の血管疾患です。とくに後頭部から側頭部にかけて強い頭痛が起こり、目への血流が低下することで患者さんの約30％において突然の視力低下が見られるのが特徴です。**この頭痛はズキズキと痛むような感覚を伴います。**

さて、ここまで13種類の症状について解説してきました。目の病気には、本当にさまざまな種類があり、１つの症状だけでなく、複数の症状が同時に現れることもあります。そして、**無症状でも進行する病気が多い**ことも頭に入れておきましょう。

とくに**40代以降の方は、何の問題も感じていなくても、定期的に目の検査を受けることを強くおすすめします。**検査の重要性や内容については、第２章で詳しく解説し

図7　目の病気が疑われる13の症状

	症状	考えうる病気や状態
1	ものが見えづらい	網膜動脈閉塞症、視神経炎、網膜剥離、急性緑内障発作
2	視界がゆがんで見える	加齢黄斑変性、中心性漿液性網脈絡膜症、糖尿病網膜症、網膜前膜
3	目がぼやける／かすむ	白内障、眼精疲労、VDT症候群、ぶどう膜炎
4	まぶしい	ドライアイ、眼瞼痙攣、白内障、ぶどう膜炎
5	暗い場所で見えづらい	網膜色素変性症
6	視野が欠けている	網膜剥離、緑内障、脳腫瘍
7	ものが飛んで見える／光が走る	網膜裂孔、硝子体出血
8	目が赤い	流行性角結膜炎、強膜炎、結膜下出血、翼状片
9	ものが二重に見える	単眼性複視、両眼性複視
10	目が乾く	ドライアイ、シェーグレン症候群
11	まぶたが下がる	脳動脈瘤、重症筋無力症
12	まぶたの腫れ	蜂窩織炎、悪性腫瘍
13	頭痛がする	急性緑内障発作、側頭動脈炎（巨細胞性動脈炎）

ます。

目の構造と見える仕組み

ここからは、本書で取り上げる目の病気にかかったとき、その仕組みをより深く理解するために、主な目の部位と働きをわかりやすく解説します。

目はむき出しの臓器

目は体の中で唯一、むき出しになっている臓器。外気の影響を受けやすいデリケートな部分です。一方で、神経や血管などを直接観察することができる唯一の臓器でもあります。そのため、血圧や血糖の影響、動脈硬化の程度など、目を診察することで全身の状態を把握することができます。

目の働きや構造は、よくカメラにたとえられます。眼球にはカメラと同じような仕組みが備わっており、目に届いた光は**角膜→瞳孔**（**絞り**）**→水晶体**（**ピント調節**）**→網膜**（**フィルム**）**→視神経**の順番で脳へと伝わり、初めて目で認識できるようになります。

この精巧な仕組みをもう少し詳しく解説しましょう。まず光が通過する角膜は、目に入ってくる光を屈折させる役割があります。その後ろにある虹彩は、中央の瞳孔の大きさを調節して目に入る光の量をコントロールします。水晶体はカメラのレンズのように働き、近くや遠くのものにピントを合わせる機能を持っています。**この水晶体が濁ることを「白内障」といいます。**

水晶体を通過した光は、眼球内部を満たすゼリー状の硝子体を通って網膜に到達します。網膜とは、光を電気信号に変換する神経組織で、ここで捉えられた映像情報が視神経（眼球の後ろから脳に向かって伸びている神経）を通じて脳へと送られます。とくに網膜の中心部にある黄斑は、細かい部分を見分ける鮮明な視力を可能にする重要な部位です。

図8　目の構造

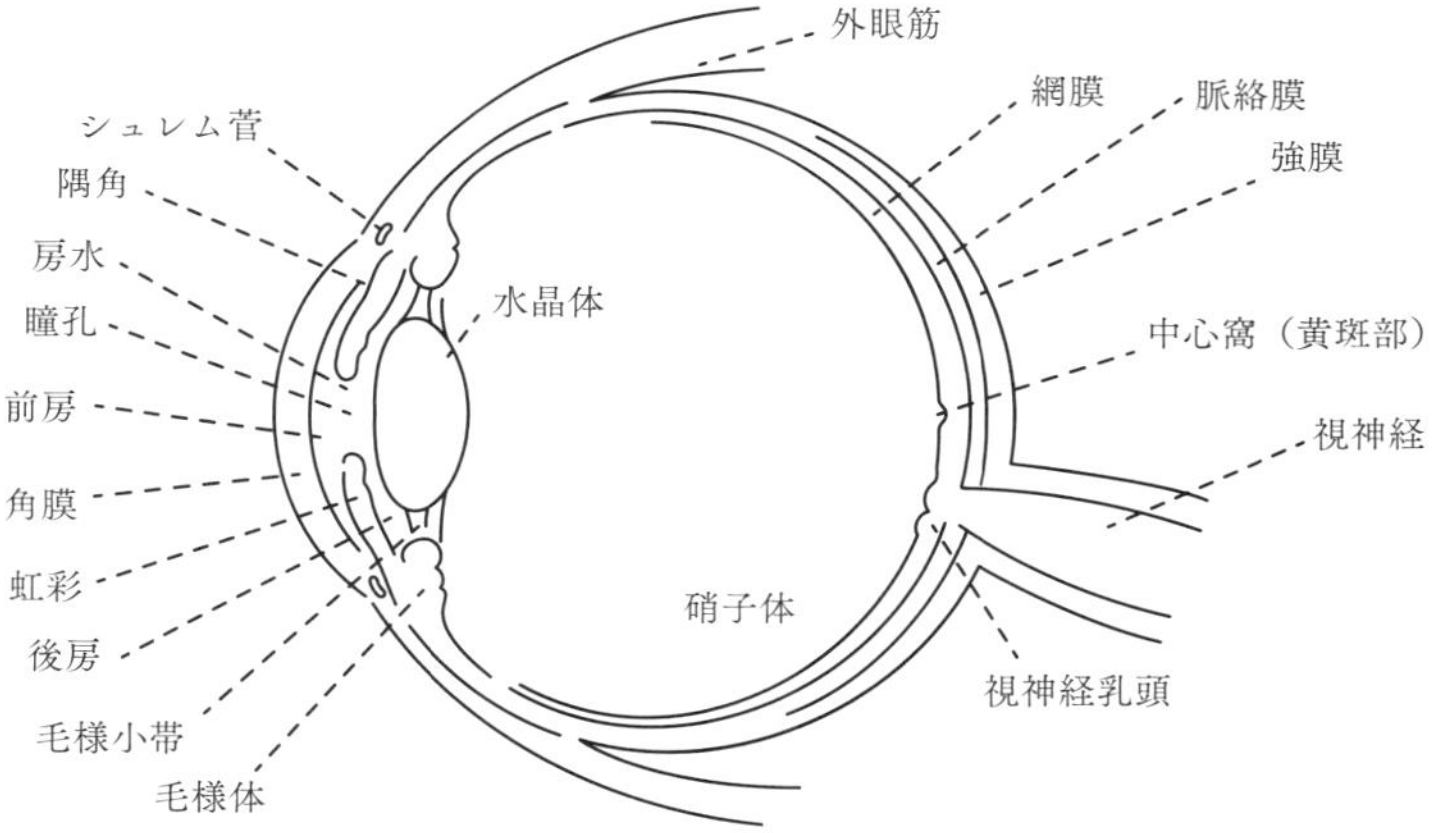

図9　カメラの構造

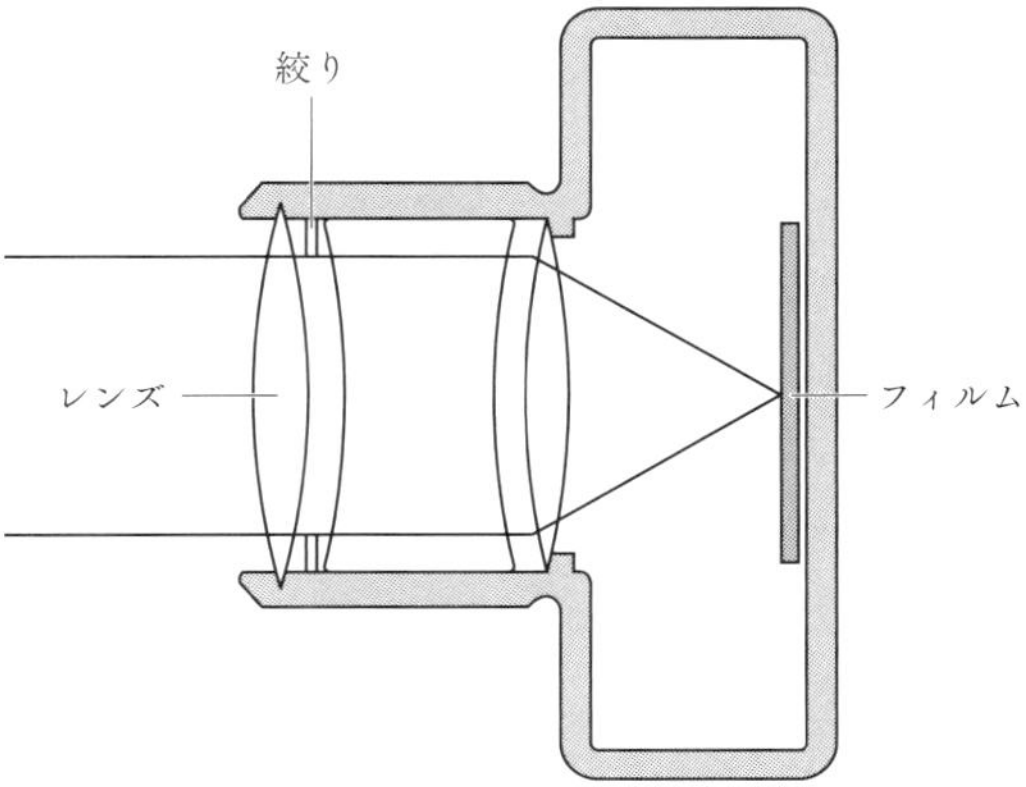

このように、目を構成する各組織が緻密に連携することで、私たちは周囲の世界を鮮明に見ることができるのです。

――視力が発達するプロセス

実は、生後0カ月の赤ちゃんの目はほとんど見えていません。生後1カ月までは、光を微かに感じる程度です。その後、視力は段階的に向上していきます。1歳までに0・2程度、2歳までに0・5〜0・6程度、3歳になると約7割の子どもが1・0以上の視力を獲得し、**6〜8歳の間に視力の発達はほぼ完了**します。

このような目の発達過程を考えると、**「3歳児健診」**や**「就学前健診（就学時健康診断）」の重要性が見えてきます**。実際、8歳以降の視力の発達は難しくなるため、**幼少期の目の検査と適切な対処が、大人になってからの目の健康状態を左右する**といっても過言ではありません。
子どもの視力の発達において大事なことは、第5章で詳しく解説します。

視力検査の仕組み

現代の眼科や健康診断で行われる視力検査は、「最小分離閾《さいしょうぶんりいき》」と呼ばれる、離れた2点を識別する目の能力を測定します。検査で使用される「C」の形は「ランドルト環」と呼ばれ、この図形の開いている隙間（離れた2点）を正確に認識できるかを確認します。

このランドルト環の大きさは世界共通で、直径7・5㎜、太さと切れ目が1・5㎜のマークを5ｍの検査距離で見たときに、切れ目の方向を正しく認識できた場合に視力が1・0であると判断できます。

視力検査中に「目を細めないでください」といわれた方も多いと思いますが、これは目を細めると目に入る光の量と届く距離が変わり、一時的に見え方がよくなるため、正確な検査結果が導き出せなくなるからです。

なお、視力検査を受ける適正頻度は、**目の状態や病気の有無、その種類や程度によって異なる**ため一概にはいえません。

しかし視力は年齢とともに変化するため、**無症状でも年1回は視力検査を受けるこ**とをおすすめします。度が合っていない眼鏡を使用することで眼精疲労の原因となったり、視力の低下を自覚していなかったりする人がいるからです。

第2章でも解説しますが、眼科での定期検診では視力検査のほかに見え方の問題や、目に傷がないかなどを確認します。ただし、目に違和感があるときは速やかに眼科を受診しましょう。

視力検査のはじまりは北斗七星⁉

視力検査の起源には、興味深い言い伝えがあります。視力の定義も調べる方法もなかった時代、アラビアでは「北斗七星」を使って視力検査をしていたそうです。北斗七星は、7つの明るい恒星で構成される星列のこと。みなさんも冬の夜空を眺めて、北斗七星の星を数えた経験はないでしょうか？

アラビアの人々は、北斗七星の中の2等星「ミザール」の横にある4等星「アルコル」を識別できるかどうかで視力を判断していました。

兵士たちはこの方法で自分の視力を測り、識別できた者は目がよいことから重宝され、戦場に駆り出されたといわれています。この慣習から、アルコルという星は「死兆星」や「寿命星」とも呼ばれるようになったという説があります。

「近視」と「遠視」のメカニズム

視力は目の機能を測る指標となりますが、実際の「見え方」は人によって異なります。この違いは主に**「近視」「遠視」「乱視」**という屈折異常によって生じます。

たとえば「正視」は理想的な目の状態で、近距離から遠距離まで無理なくピント調節ができます。一方、**「近視」は近くのものはよく見えますが、遠くのものがぼやけて見える状態**です。これは眼球が正常よりも長いため、光が網膜の手前で焦点を結ぶことが主な原因です。

「遠視」は、近くにも遠くにもピントが合いづらい状態を指します。多くは眼球が正常より短いため、光の焦点が網膜の後ろに結ばれることで生じます。**遠視の人は常にピント調節をしなければならない**ので、眼精疲労を起こしやすく、とくに幼少期から強度の遠視がある場合、視力発達に影響を及ぼし、弱視のリスクが高まる可能性があります。

これらの屈折異常は、主に眼軸（眼球の前後径）の長さの違いによって引き起こされます。**近視では眼軸が長すぎて、遠視では短すぎる**のです。眼軸の長さは勝手に元に戻ることはないため、快適な視力を得るには眼鏡やコンタクトレンズによる矯正、あるいは屈折矯正手術などの対処が必要となります。

ちなみに「乱視」は、これらとは少し異なるメカニズムで生じます。主に角膜の形状がゆがんでいることが原因で、光が一点に焦点を結ばず、像がぼやけたりゆがんだりして見える状態を指します。乱視はほかの屈折異常と併存することも多く、適切な矯正が必要です。

図10　眼軸（眼球の長さ）が変化した状態

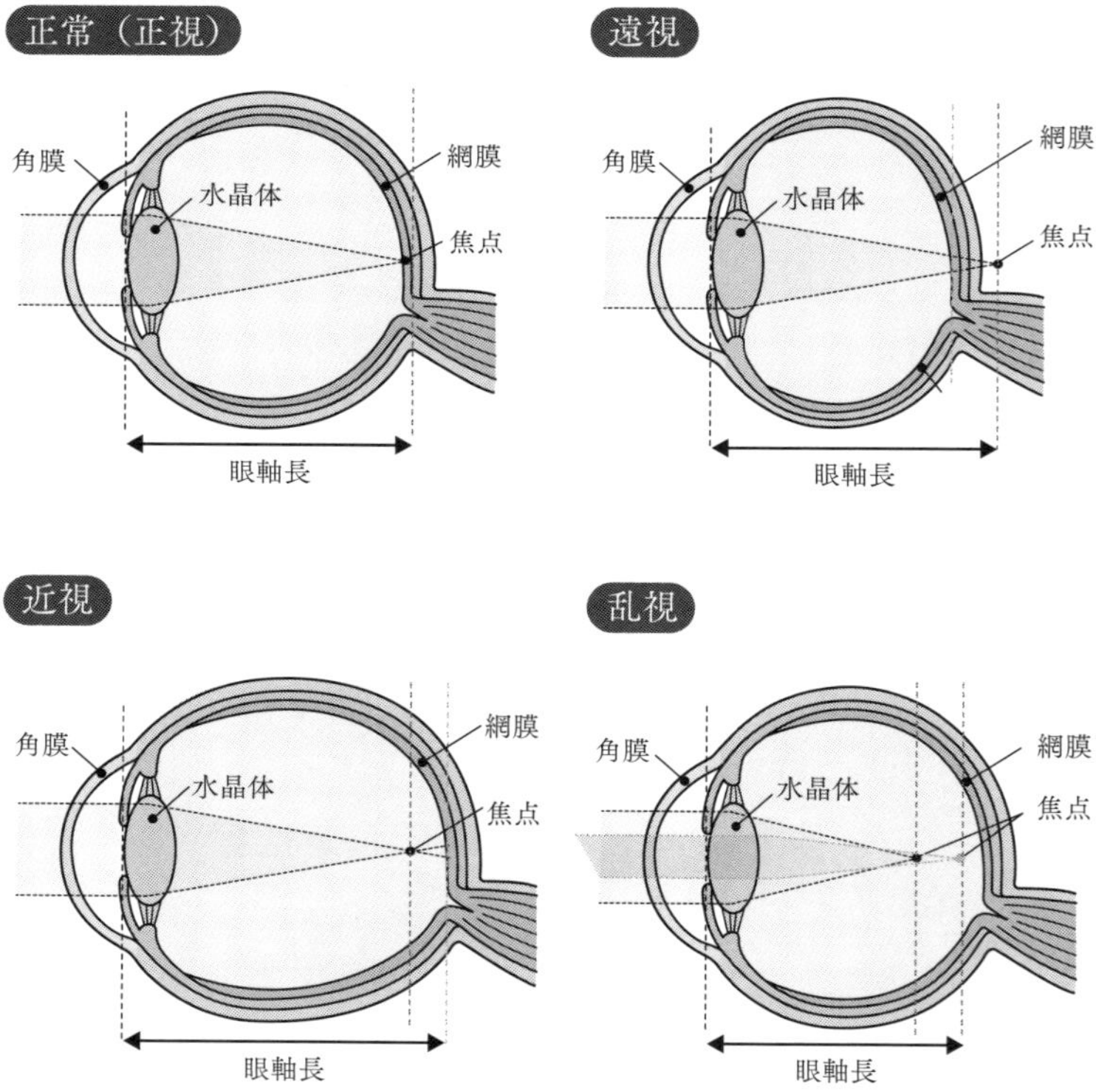

第 2 章

失明リスクを軽減！
40歳から知っておくべき
隠れた病気と対策

目の老化とうまく付き合っていくために

ここまで失明リスクの高い病気を中心に、さまざまな症状から疑われる病気とチェックリストについてお伝えしてきました。

ここで、本書の「はじめに」で紹介した「アイフレイル」について少しだけ補足させてください（アイフレイルのセルフチェックは18ページに掲載しています）。

アイフレイルは、「フレイル」という言葉が由来となって生まれました。フレイルは2014年に日本老年医学会が提唱し、英語では「Frailty（虚弱）」を表します。病気ではありませんが、加齢に伴う身体機能の低下により、**要介護状態になるリスクが高まった状態**を指します。

つまりフレイルとは**「健康な状態」と「要介護状態」の中間に位置している概念です。**厚生労働省も健康寿命延伸に向けたフレイル対策を重視しており、2020年からは後期高齢者を対象とした「フレイル健診」も全国で開始されました。

この概念を目に適用したものが、「アイフレイル」です。アイフレイルは、**「加齢による目の衰えにさまざまな外的ストレスが加わることで生じる目の機能低下、またはそのリスクが高い状態」**を指します。

私たちの体は加齢とともに衰えますが、目も例外ではありません。そこにさまざまな外的要因や内的要因が複雑に関わり合い、目の病気を発症したり、予備軍の状態になったりして、「アイフレイル」と判断されます。

- **主な外的要因**（生活習慣、喫煙、紫外線など）
- **主な内的要因**（強い近視、糖尿病や高血圧などの全身疾患、遺伝など）

とくに「白内障」は、加齢とともにすべての人が発症する病気です。繰り返しになりますが、白内障は目の中にある「水晶体」が濁って起こります。

この水晶体は、目の中にある直径9㎜、厚さ4㎜ほどの透明なレンズです。虹彩のすぐ後ろに位置し、水晶体嚢《すいしょうたいのう》という透明な袋に包まれ、チン小帯という糸状の組織で目の中に固定されています。これはまんじゅうのような構造で、水晶体が中身の〝あんこ〟の部分で、水晶体嚢が周りの〝皮〟の部分にたとえられます。

水晶体の主な役割は第1章で述べたとおり、カメラのレンズのように光を屈折させ、網膜に焦点を結ぶことです。

人の水晶体は生まれた瞬間は無色透明ですが、年齢とともに徐々に濁り始めます。この濁りが進行し、目の中に光が十分に届かなくなった状態が、白内障なのです。

白内障の最も多い原因は加齢で、60代で70%以上、80代ではほぼ100%の人が視

力低下を経験します。多くの人は「老人性白内障」を発症しますが、先天性、外傷、糖尿病などの全身疾患、目の炎症、アトピー性皮膚炎、紫外線や放射線の影響、ステロイドなどの薬の副作用などで発症することもあります。

しかし白内障は数十年かけて徐々に進行するため、見えづらい症状が出たときにはすでに進行していることが多いのが特徴です。

この白内障のように、生きている限り目の病気は誰でも発症します。だからこそ、**自分の目の状態を段階的に知ろうとすることが大切**なのです。

そして少しでも見えづらいと感じたり、生活に支障が出たりした段階で早めに手術を検討しましょう。白内障はもちろん、ほかの病気も**早期発見であるほど目に負担が少なく、より安全な手術を行える可能性があります。**

自覚症状がなくても、40歳を超えたら目の定期検査へ

40歳――。多くの人が意外に思うかもしれませんが、ここがさまざまな目の病気のリスクが高まっていく節目になります。

ものが鮮明に見えて、健康的な老後を迎えたいという想いは万人共通です。しかし、私たちは見えづらさや不快感などの症状があれば眼科を受診しようと考えますが、症状がないうちは放置しがちです。中には人間ドックや職場の健康診断などで「目の検査を受けているから大丈夫」と安心している人もいます。

ただ残念ながら、**人間ドックや健康診断で受けられる目の検査では、病気の発見にまで至らないケースが非常に多い**のです。

一般的な人間ドックや健康診断では、主に視力検査や眼底カメラ撮影（カメラで目の中の写真を撮る検査）が行われます。眼底写真なら細部までわかると思われがちですが、実は網膜の中心部しか写らなかったり、写真の写りが悪くて正しい判定ができなかったりします。そのため、医師もそうした場での眼底写真だけで正確な判断をするのは容易ではありません。

そこで強くおすすめしたいのが、**年に1度、眼科で「目の定期検査」を受けることです。**

実際、40代以降は緑内障や加齢黄斑変性などの目の病気が増えていきます。また50代以降になると白内障や生活習慣病が増えて、糖尿病網膜症や高血圧性網膜症のリスクも高くなります。

日本眼科学会でも、40歳を過ぎたら目の定期検査を受けることを推奨しています。

そのため、たとえ自覚症状がなくても、40歳を超えたらぜひ目の定期検査に通っていただきたいのです。

――眼科で受けられる主な検査

眼科で受けられる主な検査項目は次のとおりです。

①視力検査

主に「裸眼視力（眼鏡をかけない状態）」と「矯正視力（眼鏡をかけた状態）」を測定します。矯正視力はあくまで目が持っている最高視力を測定したものであり、**必ずしも眼鏡作成時に適した度数とは限りません。**

②眼圧検査

目の硬さを調べる検査で、主に「接触式」と「非接触式」の2種類があります。一般的には、空気を目に当てる非接触式を行うことが多いです。眼圧の高さと関連する緑内障の診察でよく用いられる検査ですが、眼圧の値には個人差があり、正常な眼圧でも緑内障になるタイプが日本人には多いため、**この検査だけでは緑内障の診断は難しい**といえます。

③眼底検査

散瞳薬《さんどうやく》（瞳孔を広げる薬）を点眼し、目の中を診察する検査です。白内障の程度や緑内障の有無など、目の中に病気がないかどうかを確認するために行います。点眼薬の種類によっては数時間から数日間効果が持続し、目がぼやけたり、まぶしさを感じたりする人もいます。

④眼底カメラ撮影

眼球の奥にある「眼底」と呼ばれる部分を観察する検査。網膜や視神経、毛細血管などの状態を知ることができます。

⑤視野検査

まっすぐ前方を見ている状態で、**上下左右どのくらいの範囲が見えているか**と、**光の感度がどの程度あるか**を測定する検査です。緑内障を主として、視野が狭くなる病気の診断や進行の評価などに用いられます。

⑥光干渉断層計（OCT）

光を用いて目の中の網膜や脈絡膜の断層画像を撮影する検査です。目に負担が少なく、短時間で撮影することができ、網膜の病気や緑内障などさまざまな病気を診断することができます。

⑦光干渉断層血管撮影（OCTA）

網膜や黄斑部の血管の状態を評価することができる新しい検査方法です。眼底の血流を検査するためには、これまでは体に負担がかかる造影剤を用いた方法しかありませんでした。しかしこのOCTAは、**OCT（光干渉断層計）の技術を用いて、体に負**

担をかけず、眼底の血流を評価することができます。

たとえば糖尿病網膜症や加齢黄斑変性など、網膜や脈絡膜の血管病変を詳細に観察することができます。

そのほか、遠視や近視などの屈折度数を測定する「屈折検査」、角膜中心部の形状を測定する「角膜曲率半径」や「角膜形状解析」、細い光を目に当てて、目の表面や目の中に病気がないかを診察する「細隙灯顕微鏡検査」などもあります。

ただし、ここに挙げた検査を必ず受けられるわけではありません。①～⑥は多くの医療機関で受けられる可能性がありますが、**⑦光干渉断層血管撮影（OCTA）は先進的な目の診断機器のため、まだ所有していない施設も多くあります。**

無症状でも隠れている怖い病気

本書で最も伝えたいのは、**無症状のうちに進行する「隠れた病気」の怖さ**です。これらは自覚症状が乏しいまま進行し、日本の失明原因ランキングで上位を占めています。ここでは、その代表格でもある**緑内障、加齢黄斑変性、糖尿病網膜症**に焦点を当てて、それらの検査や治療法について詳しく見ていきましょう。

無症状でも隠れている怖い病気①緑内障

日本人の中途失明原因の第1位が「緑内障」です。**40歳以上では20人に1人、70歳以上では10人に1人**と、非常に多くの方が緑内障にかかります。

緑内障の危険因子として、**強い近視、眼圧が高い、高齢、血縁者に緑内障の人がいる、角膜が薄い、血圧が低い**などがいわれており、そのほかには**糖尿病**や**偏頭痛、睡眠時無呼吸症候群**なども緑内障と関連があることが報告されています。

緑内障は眼圧が上がることによって視神経が障害され、徐々に視野が狭くなり、**視力を失うこともある進行性の病気**です。実は、この緑内障にはさまざまな種類があり、タイプによって特徴や治療方法が変わります。

まず、緑内障の多くを占めるのが、原発緑内障です。隅角《ぐうかく》（目の中の水〔房水〕が排出される部分。59ページ参照）が狭いタイプ「原発閉塞隅角緑内障」と開いているタイプ「原発開放隅角緑内障」に分類されます。原発開放隅角緑内障は男女を問わず40歳以上に最も多いとされています。さらに、ほかの病気に伴って発症する「続発緑内障」と、生まれつき発症する「発達緑内障」などがあります。

緑内障の主な原因は眼圧が高いことですが、眼圧が高くても視神経が強ければ、緑

図11　緑内障の種類

緑内障に関連する病気の種類	特徴
原発開放隅角緑内障	眼圧が正常範囲内である緑内障、もしくは房水の排出路（フィルター部分）が目詰まりして眼圧が上昇する緑内障
原発閉塞隅角緑内障	隅角が狭く塞がりやすくなることで眼圧が上昇する緑内障
続発緑内障	ほかの病気が原因で発症する緑内障
発達緑内障	隅角の先天的な異常により発症する緑内障
高眼圧症	眼圧が高いが、緑内障には至っていない状態
前視野緑内障	網膜の神経線維が薄くなるなどの緑内障を示唆する異常がありながらも、視野欠損を認めない状態

内障を発症しない人もいます。これを「高眼圧症」といいます。しかし、年1～2％の確率で高眼圧症の人が緑内障になるという報告もあります。

緑内障は治る病気ではありませんが、**早期発見して適切な治療を受ければ、生涯健康な視野と視力を保てます**。ただし、**一度失われた視野は元に戻ることはありません**。そのため進行する前に早期に発見し、適切な治療を受け続け、定期的に検査を受けることが重要です。

主な検査は視力検査や眼圧検査、眼底検査などですが、光干渉断層計（OCT）や光干渉断層血管撮影（ＯＣＴＡ）なら緑内障の診断だけでなく、進行具合も細かく評価することができ、かつ緑内障の前段階を表す「前視野緑内障」の状態もわかります。

緑内障と診断されたら、眼圧を下げるための目薬の点眼やレーザー治療などが検討されます。それでも進行が速い場合は眼圧を下げる手術が検討されますが、近年は手術方法の選択肢が増えて、緑内障のタイプや状態に合わせて選択できるようになっています。

目薬による治療を行う場合は、正しい点眼の方法（１６２ページ参照）をぜひ参考にしてください。

―無症状でも隠れている怖い病気②加齢黄斑変性

加齢黄斑変性は、前述したように「加齢」によって起こる病気です。

網膜の老化によって老廃物の処理機能が衰え、「黄斑」に老廃物が蓄積されることによって栄養不足に陥り発症します。

近年は高齢化や食生活の欧米化などに伴って増加傾向にあり、**日本の中途失明原因第4位**という事実は、繰り返しお伝えしてきました。福岡県にある久山町で行われた大規模な疫学調査によると、**50歳以上の1・3%**に加齢黄斑変性が認められ、とくに、**男性では50人に1人（2・2%）**と、女性（0・7%）と比較して**男性に多い**ということが報告されています。

この加齢黄斑変性を調べるテストが「アムスラーチャート（10ページ参照）」ですが、実は無症状でも進行しているケースがあります。そのため、私は症状がないうちからの定期検査を推奨しています。緑内障と同様、**光干渉断層計（OCT）及び光干渉断層血管撮影（OCTA）による検査が有用**で、本人に自覚症状がなくても、ごくわずかな異常を捉えることが可能です。

なお、加齢黄斑変性には前駆状態（将来、加齢黄斑変性になりやすいタイプ）という段階があり、これも精密検査で見つけることができます。とくに「ドルーゼン」が加齢黄斑変性の前兆として知られています。ドルーゼンとは、黄斑部に沈着する物質で、網膜の細胞から生じるいわば「老廃物」です。

本来不要なドルーゼンが網膜にたまると加齢黄斑変性を発症しやすくなります。しかし、この**ドルーゼンだけでは自覚症状に乏しく、本人も気づきにくい**という特徴があります。ドルーゼンがあると診断された方には、加齢黄斑変性になりにくくする対策として、ルテインなどのサプリメントの摂取がおすすめです。詳細は次の第3章で述べているので、参考にしてください。

――無症状でも隠れている怖い病気③糖尿病網膜症

次に、糖尿病の合併症の1つである糖尿病網膜症についてです。

糖尿病網膜症は**3大合併症（腎症・神経症・糖尿病網膜症）の1つで、1年間で糖尿病患**

者の25人に1人が網膜症を発症するといわれています。

糖尿病網膜症は進行の程度によって、主に次の3つの段階にわかれます。

①単純網膜症（初期）

初期の段階で、網膜の毛細血管が傷つき、血管が膨らんだり（毛細血管瘤）、少量の出血が起こったりしますが、この段階で視力への影響はほとんどありません。

②前増殖網膜症（中期）

網膜の血管が詰まり、血流が途絶えることによって栄養や酸素が届きにくくなっている状態です。この段階で適切な治療が行われないと、最終段階に進行するリスクが高まります。

③増殖網膜症（末期）

新生血管という悪い血管が出現し、ひどい出血や網膜剥離を引き起こす可能性があります。これにより視力が急激に低下、最悪の場合失明してもおかしくない状態です。

大事なことなので繰り返しますが、**糖尿病網膜症の怖いところは、初期段階では自覚症状がほぼない**ことです（緑内障・加齢黄斑変性も同様です）。その後もゆっくり進行するため、病気と気づかないまま日常を送り、最後に「眼科でもっと早く検査を受けていれば……」と後悔する患者さんは決して珍しくありません。

ただし、血管が詰まる前に対処すれば元の状態に戻せる可能性があります。また血管が詰まって**前増殖網膜症に進行してしまっても、重症化する前にレーザー治療などの適切な治療を行えば失明を防げます。**

とくに、**光干渉断層血管撮影（OCTA）による検査は、糖尿病網膜症の早期発見に非常に役立つことがわかっています。**私はこの**OCTA**の有用性に着目し、**「前増殖網**

膜症から増殖網膜症への進行をいち早く診断する方法」を発見し、2018年に日本眼科学会総会で発表しました。また、2019年に開催されたGlobal Ocular Inflammation Workshops（GOIW2019）に招待され、眼科医向けの教育セミナーで指名講演を行い、研究成果は米国の国際雑誌に掲載されました。この画期的な診断機器のおかげで、これまで確認できなかった**糖尿病網膜症の極めて初期の兆候や重症化への微細な変化を捉えられるようになった**のです。

では、末期の糖尿病網膜症ではどうでしょうか。

硝子体出血によって目の中が血だらけになってしまったり、網膜剥離を発症して失明寸前になってしまったりした状態に対しては、硝子体手術を行います。硝子体手術の特徴は次のとおりです。

【硝子体手術の特徴】

・網膜や硝子体に関連する病気の治療法である

・眼科手術の中でも難しい手術に分類される

・近年、技術の進歩で小切開化が進み、傷口は約0・5㎜程度

硝子体手術は糖尿病網膜症以外にも、**網膜剥離、網膜前膜、硝子体出血、黄斑円孔**など、さまざまな網膜硝子体疾患に対応しています。しかし、**硝子体手術は繊細で高度な技術を必要とします。**そのため、**硝子体手術に対応できる医師はまだまだ少ないのが現状です。**とくに糖尿病網膜症の硝子体手術は難易度が高い部類に入ります。

実際に、北海道士別市にある私のクリニックでは日帰りで硝子体手術を積極的に行っていますが、同地区ではほかに対応できる施設はなく、都市部でも大学病院や当院のようなごく一部のクリニック以外は硝子体手術に対応することが難しいようです。

医師不足の問題はありますが、糖尿病網膜症は早期の段階で対処をすれば、ある程度進行を食い止めて、後遺症も最小限に抑えることができます。そのために「早期発見・早期治療」が何よりも重要です。

さまざまな目の病気が引き金となる網膜剥離

もう1つ特筆したいのが、「網膜剥離」という病気です。

網膜剥離は眼球の内側にある網膜が剥がれてしまう病気ですが、穴が開くことで起きる「裂孔原性」と穴を伴わない「非裂孔原性」とがあります。

裂孔原性はとくに20代と50代の人に多いとされており、強い近視の人や外傷、アトピー性皮膚炎などが原因となります。非裂孔原性は、糖尿病網膜症やぶどう膜炎、中心性漿液性網脈絡膜症、眼内の腫瘍などのさまざまな病気が原因で発症することがあります。

裂孔原性網膜剥離に進行する前の段階を「網膜裂孔」といいます。網膜裂孔は飛蚊症（黒い虫のような浮遊物が動いて見える症状）を生じることが多いものの、実は自覚がない人も多く、**網膜には痛覚がないため、穴が開いたところで痛みも感じません。**

しかしこの網膜裂孔を放置するとやがて網膜剥離へ進行し、そこで初めて視野の欠けや見えづらさを自覚し、失明寸前の状態で眼科を受診される方もいます。

網膜剥離になると多くの場合、手術が必要となります。しかし進行した網膜剥離は視力低下やものがゆがんで見えるといった後遺症が残りやすくなり、手術を施しても失明に至る人もいます。

網膜剥離を予防するためには、**網膜裂孔の段階で適切な検査と治療を受けることが重要**になります。そのため、症状がなくても定期検査を受けること、そして飛蚊症などの症状が出た際には放置せず、すぐ眼科に受診することが大切なのです。

全身疾患と目の病気の関係性

ここで、全身の病気が目に与える影響もぜひ知ってほしいと思います。前述した糖尿病網膜症はその代表例ですが、ほかにも目に悪影響を及ぼす全身疾患があります。

たとえば、日本人に多い「高血圧」。高血圧は血管に大きな負担をかけ、その結果、動脈硬化を招きます。この動脈硬化が進行すると、目の血管も影響を受け、**「高血圧眼底」**や**「高血圧性網膜症」**といった目の病気が発症することがあります。それぞれの特徴は次のとおりです。

・**高血圧眼底……高血圧によって網膜血管に影響が出た状態**

・高血圧性網膜症……重症な高血圧が網膜自体に影響を及ぼしたもの

高血圧性網膜症では網膜の出血や血管の詰まり、網膜のむくみなどを引き起こしますが、**ほとんどの場合が無症状**です。

また、緑内障や加齢黄斑変性はうつ病や認知機能低下とも関連しています。**緑内障患者のうつ有病率は健常者の約2倍、高齢者の加齢黄斑変性患者のうち、うつ症状がみられる人は約30%にのぼります。**

さらに、**白内障も認知機能低下の危険因子**であることが認められていますし、国立循環器病研究センターの報告によると、軽度の**高血圧性網膜症がある人は、循環器病のリスクが24%、脳卒中のリスクが28%増加**するとされています。

このように、目の病気を発症した後に全身疾患を引き起こすこともあれば、逆に全身疾患から目の病気を引き起こすこともあります。いずれにせよ病気は少ないに越したことはありません。

少し余談ですが、私の病院に以前90代の患者さんが診察に来られました。この患者さんは末期の白内障で、目がほとんど見えていない状態（光を微かに感じる程度）でした。しかし当院で手術を行ったところ、**視力が1・0まで回復し、「孫の顔が見えるようになってうれしい」と泣いて喜んでいらっしゃいました。**

白内障は、ほとんどの方は見えるようになることが多いですが、ほかに病気がある方などは手術を行っても必ずしも視力が回復するとは限りません。しかし、この患者さんは白内障以外に目立った病気がなかったため、視力が大きく回復したと私は考えています。

「失明」という最悪の事態を招かないためにも、繰り返しますが、**糖尿病や高血圧などの全身疾患をお持ちの方は、必ず定期的に眼科も受診してください。**

目の健康を守ることは、全身の健康を守ることにつながります。次の第3章で紹介するセルフケアも効果的ですので、ぜひ今日から日常生活に取り入れてみてください。

失敗しない！医療機関と医師選びのポイント

目の病気の治療や経過観察は長期にわたります。そのため、自分にとって信頼できる医師のいる医療機関を選びましょう。

病院選びのポイントは3つあります。

①医師の専門性や得意な分野は何か
②最先端の検査・治療環境が整っているかどうか
③手術に対応できる医師がいるかどうか

1つ目は、**医師の専門性を見極めること**です。目の病気にはさまざまな種類があるため、眼科医と一口にいっても、緑内障を得意とする眼科医もいれば、網膜を専門とした眼科医もいます。

たとえば、医療機関の公式ホームページや医師のプロフィールに書かれた治療実績などから**「どの分野や病気に強いのか？」**を判断し、その情報をもとに、適切な医師を選びましょう。情報が詳しく開示されていないこともありますが、可能な限りチェックしておくことで、安心して治療に臨むことができます。

2つ目は、**最先端の検査・治療環境が整っているかどうか**です。

とくに注目したいのが、先に触れた光干渉断層血管撮影（OCTA）です。

これまで目の中の血流を調べるには、造影剤という薬剤を用いた検査しかできず、この検査には副作用の問題がありました。しかしOCTAは体に余計な負担をかけず、短時間で目の中の血流の状態を調べることができ、病気によっては非常に多くの情報を得られる検査機器です。ぜひ**光干渉断層計（OCT）や光干渉断層血管撮影（OCT**

A）を導入している医療機関を選んでください。光干渉断層血管撮影（OCTA）まで完備した病院は多くはないものの、今後導入が増えていくことが予想されます。

そして３つ目は、**手術に対応できる医師がいるか**ということ。眼科医がすべての目の病気の手術に対応しているとは限りません。手術もトレーニングが必要ですから、たとえば緑内障の手術や硝子体手術にしても、経験をしっかり積んだ医師でないと、まともな手術はできません。

そのため、気になっている医療機関が手術に対応してくれるかどうかはもちろん、**医師の手術実績や評判なども確認したいポイントになります**。とくに、該当する病気に対する手術を行っているかを確認しましょう。もちろん、検査目的の受診や手術の必要のない病気の治療が目的であれば、手術を行っていない病院でも問題ないと思います。しかし、手術を行っている病院の場合、医師がその手術の適応となる病気についての診断や治療に精通している可能性が高く、適切な診療を受けることができるかもしれません。

また、かつては入院が必要だった硝子体手術も、最近は日帰りが可能になっています。そのため、気になる人は入院の有無も確認しておきましょう。当院では**極小切開の白内障手術や硝子体手術を日帰りで対応しています。**

第3章

目がみるみる元気になる健康習慣

生活習慣編

ここまで、失明リスクの高い病気やよくある症状、検査の重要性について触れてきました。

ここからは、日常でどんなことに気をつければ、目の病気を予防できるのかを紹介します。**本章を読んでいただくと、目の状態を良好に保つための健康習慣がわかります。**

そもそも、目と生活習慣は密接に関係しています。第1章や第2章でも伝えたように、糖尿病の合併症である「糖尿病網膜症」がその代表例です。

また、高血圧によって引き起こされる「高血圧性網膜症」もその1つです。この病気は長期にわたる高血圧により、網膜の細い血管が徐々に損傷することによって起こります。高血圧性網膜症も糖尿病網膜症と同様に、**初期段階では自覚症状がほとんどありません。また喫煙も、加齢黄斑変性や白内障の発症リスクを高める**といわれています。

つまり、目の健康を維持するには、**単純に「目だけをケアすればよい」という話ではない**のです。小さな習慣の積み重ねが、目の病気の発症率を左右します。本書で紹介するのは、今すぐ実践できる方法なので、ぜひ習慣に取り入れてみてください。

では、まず生活習慣編から見ていきましょう。

——ＶＤＴ作業環境を整える

「デスクワークが増えてから、体調がなんとなく優れない」ということはありませんか？

ＩＴ化が進み、私たちの仕事は情報機器を扱う作業が欠かせないものとなっています。それに伴い、パソコンやスマートフォン、タブレットなどを長時間見続け、目を酷使する時間が増えたことで、体の不調を訴える人も急増しています。

とくに近年は、「ＶＤＴ症候群」の問題が深刻です。改めて説明させていただくと、**ＶＤＴ（Visual Display Terminals）症候群とは、デジタル機器の長時間使用に伴って起こる症状の総称**です。別名「テクノストレス眼症」や「ＩＴ眼症」とも呼ばれています。ＶＤＴ症候群の代表的な症状として「目がぼやける／かすむ」を先に挙げましたが、実は目だけでなく、全身や心理面においてもあらゆる症状が現れます。

では、なぜこの「ＶＤＴ症候群」になってしまうのか。主な原因は2つあります。

1つ目は、**近見反応（近くを見るときの目の働き）が目を酷使する**ためです。たとえばパソコン作業をするとき、画面やキーボード、書類など異なる距離の対象物に視線を移動させなければなりません。この動きが目のピント調節機能に過度な負担となり、

図12　VDT症候群による健康障害の症状

目の症状

・充血	・ドライアイ	・視力低下
・眼精疲労	・目の痛み	・目のかすみ
		など

体の症状

・首こり、肩こり	・腰痛	・背中の痛み
・頭痛	・手指のしびれ	・腱鞘炎
		など

心の症状

・抗うつ症状	・イライラ	・不安感
・疲労感	・睡眠障害	・食欲不振
		など

さまざまな不調をきたすのです。

2つ目は、まばたきの減少です。人は1分間に約20回まばたきをしますが、**VDT作業中は約6回まで減少するといわれています**。外気に触れる時間が長いほど目は乾燥しますし、涙を目の表面に運ぶまばたきが減ると、目の潤いも十分に保てません。その結果、目の表面が乾燥して角膜が傷ついたり、**ドライアイや眼精疲労を引き起こしたりします**。

VDT症候群の最も効果的な予防策はデジタル機器を使わないことですが、それは現実的な話ではありません。そこで本書では、VDT症候群予防に役立つ6つの対策を紹介します。

対策①ディスプレイの高さ・距離・照度を調整する

パソコンやテレビなどの固定したディスプレイを見るとき、目の負担を軽減する高さ・距離・明るさの基準を知っておくと便利です。それぞれ解説していきます。

まず、ディスプレイを見る視線の高さについてです。実は、視線の高さによって涙の蒸発量が大きく変わります。

・正面を向く場合：下向きの約２・５倍の涙が蒸発する
・上向きの場合：下向きの約４倍の涙が蒸発する

このことから、**ディスプレイは少し低めに設置する**のがおすすめです。目線を少し下に向けることで、自然にまぶたが下がり、目の表面が露出する面積が減少。その結果、ドライアイや眼精疲労の予防につながります。テレビも同様に、目線よりやや下に設置するほうが涙の蒸発を防げます。

次に、目とディスプレイの距離についてです。近すぎると目に負担がかかり、遠すぎると姿勢が崩れがちです。**理想的な距離は50〜80㎝程度。**腕を伸ばしたときに、指先が軽く触れる程度の距離を目安にしてください。

加えて、ディスプレイの照度（明るさ）も確認しましょう。**書類やキーボード周辺の照度は300ルクス以上、画面上における照度は500ルクス以下**が理想です。300ルクスは一般的なオフィスの照明レベルに相当し、500ルクスはやや明るめのオフィス環境や教室などの照明レベルに相当します。

しかし、照度は測定器やアプリなどで調べる必要があるため、自分が快適に見える明るさで問題ありません。また**周辺の明るさとの差を最小限に抑える**のも、目に負担をかけないコツです。

〈POINT〉
・高さ：ディスプレイは目線よりやや低めに配置する
・距離：目と画面までの距離は、50～80㎝を目安にする

・明るさ：周辺の照度との差を抑え、快適に見える明るさに設定する

対策②適切な度数の眼鏡を使う

ディスプレイと目の距離は、約50〜80㎝が理想とお伝えましたが、この**距離に最適な眼鏡を使用する**のも、ＶＤＴ症候群の予防に有効です。

もし遠用の眼鏡でＶＤＴ作業を行うと、目は常に画面にピントを合わせ続けるので、余分な調整力を使います。これが長時間続くと、眼精疲労や頭痛、肩こりなどを引き起こす可能性があります。

適切な視力矯正器具を選ぶには、医師や専門家の力が必要です。最近はブルーライトカット機能もついたパソコン用の眼鏡も増えているので、こうしたアイテムを活用するのも選択肢の１つです。

対策③計画的に休憩時間を設ける

ＶＤＴ作業を長時間続けると、目がとても疲れます。近見反応の反復は目にとって大きな負担となるため、休憩時間はこまめに取ってください。以下に、効果的な休憩の取り方を紹介します。

・連続作業時間を1時間以内に抑える

・作業時間内に1～2回の小休止をはさむ

連続作業時間は1時間を超えないようにし、次の連続作業時間までに10～15分の休憩を適宜設けていただくのがよいと思います。

対策④20-20-20ルールを習慣にする

次に、米国眼科学会が推奨する「20-20-20ルール」を紹介します。これは眼精疲労や疲れ目、ドライアイの予防にとても効果的です。

20-20-20ルール
・「20」分ごとに
・「20」秒間
・「20」フィート（約6m）先を見る

このルールを習慣にすると、近距離作業で疲れている目の筋肉を一時的に休ませることができます。これはデスクワークのほか、読書やゲーム、細かい手作業を行っているときにも有効です。

カフェや図書館などの出先では、窓際の席を確保し、20分ごとに窓から外の景色を眺めて時々目を休めましょう。

余談ですが、「緑は目によい」という言葉をよく耳にします。しかし、この言葉は**「遠くを見ること」の重要性を表したもの**だと私は考えています。一般的に山や森林などの自然景観は遠くにあるため、それが転じて「緑は目によい」という認識が広がったのではないでしょうか。

目の筋肉は「遠くを見ること」で休まる。そのように覚えておきましょう。

対策⑤正しい姿勢を保つ

正しい姿勢の維持は、全身の疲労軽減と作業効率の向上に直結します。

まず、書類やキーボード、マウス、パソコンなど作業に必要なものが無理なく置ける広さの机を使いましょう。椅子は深く腰かけ、**足裏全体が床にしっかりと接する高さ**にしてください。このとき、少し目線を下にした先にディスプレイがあり、目と画面の距離を約50〜80㎝に保てる距離が理想です。

対策⑥室内の温度・湿度を管理する

室内の温度や湿度も、目の状態を左右します。とくにエアコンの効いた部屋で過ごすことが多い人は、目の乾燥を感じやすいはずです。

ドライアイの原因の1つに、**エアコンの風が直接目に当たる**ことが挙げられます。そのため加湿器の設置や、エアコンの風が直接当たる場所を避けるなどの工夫をしましょう。自分が心地よいと思える環境に整えることで、目が乾燥しにくくなります。

―スマートフォンの使用時間を見直す

ここまで紹介してきたVDT症候群の対策は、主にパソコンの作業環境に適しています。しかし現代人が手放せないもので、目を酷使する大きな要因となっているのがスマートフォンです。業務中に長時間パソコンを使用していながら、休憩時間や就業後にもSNSを見たり、ネット記事を読んだりしている人は多いものです。

しかし、それでは**目は全然休めていない**ことになります。

スマートフォンを長時間使用すると、主に次のようなリスクがあります。

- **眼精疲労（疲れ目）になる**
- **急性内斜視になる**
- **眼瞼下垂になる**
- **睡眠障害になる**

怖いのが、スマートフォンの長時間利用で「急性内斜視」になることです。「内斜視」とは、右目と左目のどちらかが内側に寄ってしまう状態のこと。近距離で1点を見続け、その寄り目の状態が続くと、目を内側に寄せるための「内直筋」という筋肉が縮んだままとなり、**寄り目が戻らなくなってしまうのです。**

ただし、スマートフォンを1日10時間以上使用しても内斜視にならないケースもあるため、ほかの要因が絡んでいる可能性もあります。

そして意外かもしれませんが、スマートフォンを凝視することでまぶたを上げる筋肉が疲弊し、まぶたが下がる「眼瞼下垂」を引き起こす可能性もあります。眼瞼下垂にはいくつか原因があり、加齢性の場合もありますが、**若い人も同様にリスクはあります**。目の上部を覆う上眼瞼挙筋《じょうがんけんきょきん》という筋肉が伸びることで、まぶたが徐々にたるんでくるのです。

また、スマートフォンが原因で睡眠障害になる人もいます。スマートフォンの光はブルーライト（目の奥まで届く非常に強い光）が含まれますが、これがメラトニンというホルモンの分泌に影響し、睡眠リズムを乱す要因となります。**寝る2〜3時間前からスマートフォン（パソコンやタブレットも同様）を見るのを控えましょう。**

ところで、最近は**「スマホ老眼」**という新たな言葉も出てきました。

これは20〜30代の若い人でも、老眼のような症状が現れていることを意味します。デジタル機器を長時間見ることで、目の筋肉が強ばり、水晶体でピント調節がうまく作用しない現象が起こります。

とくに、**1日3〜4時間以上スマートフォンを見ている人は注意が必要**です。また**目と画面の距離を30㎝以上離す**ことも意識してください。

〈POINT〉
- 就寝の2〜3時間前から、スマートフォンを触らない
- 1日のスマートフォンの使用時間は、3時間以内に抑える
- 目とスマートフォンの画面は30㎝以上離す

運動習慣で、緑内障のリスクが25％減少！

適度な運動習慣は、目にもよい影響を与えます。

たとえば**加齢黄斑変性や糖尿病網膜症の予防**につながったり、運動する人は、運動

しない人に比べて**緑内障の発症リスクが25%も軽減したりすることがわかっています。**
こうした背景には、**運動によって網膜や視神経などの血流が改善される**ことが一因として考えられます。

では、どの程度の運動をするとよいのでしょうか。

世界保健機関(WHO)が2020年に発表した「WHO身体活動・座位行動ガイドライン」では、成人に対して次のような運動量を推奨しています。

・中強度の運動:週に150~300分(うっすら汗ばむくらいの早歩き)
または
・高強度の運動:週に75~150分(軽いジョギング以上の運動)

運動の種類としては、有酸素運動がおすすめです。日常に取り入れやすい有酸素運動としては**ウォーキング、水泳、軽いジョギング、サイクリング**などがあります。これらは目の健康だけでなく、生活習慣病の予防にも非常に有効なので、ぜひ継続していただきたいと思います。

――日焼けに注意! 目にも紫外線対策を

目は何にも守られていない臓器とお伝えしました。この無防備ともいえる目に紫外線ダメージが蓄積すると、目の病気の発症リスクが高まります。

実際に、白内障のリスクに関して興味深い研究結果が報告されています。2016~2023年まで、金沢医科大学が約260万人分の診察データを調べたところ、熱中症の既往歴がある人は、熱中症の既往歴がない人と比べて、**5年後に白内障を発症するリスクが約4倍に高まる**ことがわかりました。

角膜(黒目)で吸収しきれなかった紫外線は、水晶体や網膜など目の奥のほうまで到達し、白内障や加齢黄斑変性の発症や進行に影響を与えます。また、翼状片や瞼裂斑《けんれつはん》（まぶたのシミ）などの発症リスクも高めます。

そのため私は、以下の紫外線対策をみなさんにすすめています。

・つばが7㎝以上ある帽子を被る
・UVカット率が高く、色が薄いサングラスを使用する（ゴーグルタイプ推奨）
・UVカットつきコンタクトレンズを使用する

まず、つばが7㎝以上ある帽子は紫外線防止効果が高いといわれています。

サングラスは、色と形状に着目して選んでみてください。「色が濃いサングラスのほうが紫外線をよりカットする」と思われがちですが、実は逆です。黒いサングラスは瞳孔が開きやすく、より多くの光を取り込もうとするため、水晶体や網膜が障害を受けやすくなります。一方、色の薄いレンズは瞳孔が縮小し、光を取り込む量が少なくなるため、**色が薄く、紫外線カット率が高いサングラスを選びましょう。**

とくに雪山などの紫外線ダメージは夏の数倍ともいわれます。このような場面では、**隙間の少ない「ゴーグルタイプ」のサングラスを選ぶ**のがよいでしょう。

また最近は、紫外線吸収剤成分を配合した「UVカットコンタクトレンズ」も市販されています。**紫外線吸収剤は、目に有害といわれるUV-AやUV-Bを防いでくれます。**ただし**白目部分は保護されない**ため、ほかの対策と併用するのがベストです。

目を定期的に温める

- **目の血流がよくなり、栄養が届きやすくなる**
- **涙の質が向上して、ドライアイ予防になる**
- **目の周りの筋肉がほぐれて、目の疲れが軽減する**
- **リラックスして、睡眠の質が向上する**

これらはすべて、目を温めることで得られる効果です。

よく濡らしたタオルで目を温める人がいますが、この方法では一時的な温かさしか得られず、逆に水分の蒸発によって目元の熱が奪われてしまいます。

おすすめは**持続的な温かさを得られて、目を圧迫しないアイマスク**です。最近ではリラックス効果を高める香りつきの製品もあり、就寝中に使用すると睡眠の質が向上するかもしれません。

また、目を温める行為は疾病予防にも有効です。

中でもマイボーム腺機能不全（MGD）に対する温罨法《おんあんぽう》（温熱刺激を与える方法）の有効性は、国際的にも認められています。マイボーム腺機能不全は、マイボーム腺の機能が異常を起こしている状態です。まぶたの縁には目の乾燥を防ぐ「マイボーム腺」という脂腺があり、この腺が詰まると**ドライアイやものもらいなどの原因**となります。

しかし目を温めると、このマイボーム腺の詰まりが解消しやすくなります。

この**温罨法と一緒にやっていただくと効果的なのが、「眼瞼清拭法《がんけんせいしきほう》（リッドハイジーン）」**です。これは目の周りを清潔に保ち、マイボーム腺の脂の排出を促すものです。とくに「眼瞼」はさまざまな菌やウイルス、メイク汚れ、ＰＭ２・５などの化学物質にさらされやすい場所。眼瞼の衛生を保つことは、非常に重要です。

眼瞼清拭の方法は、**清潔な指の腹で、まつげの根元周辺を優しくマッサージするだけ。**回数は朝晩の2回、コンタクトレンズは外して行いましょう。

最近は**「アイシャンプー」と呼ばれる目元専用の洗浄液**も市販されているので、そうした製品を活用するのもよいと思います。

目薬でも病気は予防できる！

目薬は**病院で処方されるものと市販のもの**がありますが、適切に使用することで目の健康維持に役立ちます。

とくに完治が難しい緑内障のような病気には、進行を遅らせる意味では、目薬がとても有効です。

中でも「前視野緑内障《ぜんしやりょくないしょう》(PPG)」は、視野異常がまだ現れていない緑内障の極初期段階の状態です。**この段階で点眼治療を始めると、緑内障の進行を防ぐことが可能**です。そのため、緑内障になりやすい危険因子(79ページ参照)のある方は、前視野緑内障の段階からの治療をすすめています。

なお、前視野緑内障かどうかを自分で見極めるのは難しいため、眼科で検査を受ける必要があります。

さらに**眼圧が高い人にとっても、目薬は緑内障の予防に有効**です。眼圧の正常値は10～21mmHg(水銀柱)とされており、これを超える場合は緑内障のリスクが高まります。そのため、眼圧を24mmHg以下かつ治療前の眼圧の値の20％以上の下げることを目標に点眼を行うことが推奨されます。

もちろん**ドライアイにも、目薬は有効な手段の1つ。**ドライアイには複数のタイプがあり、眼科での検査結果に基づき、そのタイプに合った目薬が処方されます。たとえば、涙の量が少ない人は保湿成分入りの目薬、涙の質の問題には調整作用のある目薬、マイボーム腺の機能低下には炎症を抑える目薬や抗生剤の目薬などが処方されます。**原因に応じて対処法も異なる**ので、まずは自分のタイプを知ることが重要です。

市販の目薬については、主に涙の量の不足が原因のドライアイに適しています。症状が改善すれば目薬は効いていると判断できますが、改善が見られない場合は異なるタイプのドライアイを疑いましょう。

また、眼精疲労（疲れ目）用の目薬を使っている人も多いと思います。病院ではビタミン類を多く含んだ目薬を処方しますが、似た成分であれば市販で問題ありません。

食事編

続いては、食事編です。目には多くの毛細血管が張り巡らされており、口から摂取した栄養素は、この毛細血管を通って行き渡り、目の健康を保っています。そのため血流が悪化したり詰まったりすると、十分な栄養が行き届かずにさまざまな病気を誘発します。

体は食べたものでできているので、目によい栄養を意識した食生活を送りましょう。

――目にいい成分の代表格は「ルテイン」

サプリメント製品のパッケージなどでよく目にするのが「ルテイン」です。この成分が目にいいとして注目されている理由は主に3つあります。

・加齢黄斑変性の予防と進行抑制
・白内障のリスクの低減
・目の酸化ストレスの軽減

ルテインは、目の水晶体や黄斑部に自然に存在し、高い抗酸化力を持つ成分です。しかし体内で生成されないため、食事やサプリメントから摂取する必要があります。とくに加齢黄斑変性や白内障の予防に有効で、**1日約10㎎のルテイン摂取が望ましい**とされています。

また、**ルテインはゼアキサンチンと相性がよく、**同時に摂取すると効果が高まります。いずれも緑黄色野菜や果物に多く含まれるため、意識的に食べるとよいでしょう。

ルテインを多く含む食材

・緑黄色野菜（ほうれん草・モロヘイヤ・小松菜・ケール・にんじん・ブロッコリーなど）
・黄色や橙色の果物（オレンジ・パパイヤなど）
・卵黄

ビタミンＡＣＥ（エース）も優秀な栄養素

ビタミンA・C・Eは、「抗酸化3大ビタミン」とも呼ばれます。

加齢や紫外線、喫煙などの影響により、体内で活性酸素が発生することによって体は老化します。この活性酸素をいかに体内で除去できるかが、目を健やかに保つヒントになります。それぞれ見ていきましょう。

・ビタミンA

ビタミンＡは、目や皮膚などの粘膜の健康維持に欠かせません。主な効果は**夜盲症**

の予防、まぶしさの軽減、涙の質の向上、ドライアイの改善などです。

ビタミンAは、ブルーベリー・にんじん・さつまいも・モロヘイヤなどに多く含まれています。

・ビタミンC

ビタミンCも抗酸化力が強く、**加齢黄斑変性や白内障の予防効果**があるとされています。野菜であればパセリ・ブロッコリー・赤ピーマン（パプリカ）、果物ならレモン・いちご・キウイ・ブルーベリーなどに多く含まれています。

・ビタミンE

ビタミンEはピント調節を行う毛様体筋という筋肉をほぐし、血行を促してくれるため、とくに**眼精疲労に効果的**です。おすすめの食材は、アーモンドやヘーゼルナッツなどのナッツ類、いくら、植物性油脂などです。

ちなみに、欧米の研究によると、ベータカロテン（ビタミンA）、ビタミンC、ビタミンE、亜鉛を同時に摂取することで、**加齢黄斑変性の進行が20〜25%抑制される**ことが報告されています。

近年、注目を集めている成分が「レスベラトロール」

レスベラトロールとは、ポリフェノールの一種です。全身への作用としては、抗炎症作用や抗酸化作用、抗腫瘍作用、そして心血管保護作用など、多くの生理活性を有していることが報告されていますが、実は近年の研究で、**レスベラトロールが目にも非常によい影響を与えることが明らかになってきました。**

とくに注目したいのは、**高い血流改善効果**です。私が在籍していた眼科学講座の研究成果から、レスベラトロールには網膜の血管を拡張させる作用があることがわかりました。これによって摂取した栄養が目全体に行き渡りやすくなる可能性があります。

またドライアイをはじめ、白内障や緑内障、糖尿病網膜症や加齢黄斑変性など、多くの目の病気において保護作用があることもわかっています。

このレスベラトロールが多く含まれる食材は、**赤ワインやブドウの果皮、ピーナッツの薄皮**などです。

――意外に知らない「陳皮《ちんぴ》」のすごい効果！

私たちの身近にある柑橘類。その皮やスジに多く含まれている成分**「ヘスペリジン」も、近年、目の健康に役立つ**ことがわかってきています。

ヘスペリジンはレスベラトロールと同じポリフェノールの一種で、漢方薬では「陳皮」の主成分として知られています。たとえば血圧を下げる効果、がんの発生を抑制する可能性、コレステロールを低下させる作用、さらには冷え性の改善効果など、その働きは多岐にわたります。

もちろん、目にもよい影響を与えます。私の大学院時代の研究テーマがヘスペリジンだったのですが、**糖尿病における網膜の神経保護作用を世界で初めて発見**し、その成果によって博士号を取得しました。これはつまり、糖尿病の合併症である糖尿病網膜症を予防・改善させる可能性を示唆しています。

ただし、注意点として、ヘスペリジンは体内への吸収率が低いため、サプリメントで補うことを推奨します。近年は、体内への吸収率を高めたサプリメントの開発が進められており、**「糖転移ヘスペリジン」や「ナノヘスペレチン」といった形態のサプリメントを選ぶ**ことで、より効果的に摂取できる可能性があります。

サプリメントの過剰摂取は逆効果!?

ここまで、目の健康によい成分や食材を紹介してきましたが、日々の食事だけで補うのは簡単ではありません。そこでサプリメントが有効な手段となりますが、サプリメントの過剰摂取には十分注意してください。

たとえば、ベータカロテンの過剰摂取は、喫煙者や喫煙歴のある人の**肺がんの発症リスクを高める**ことがわかっています。

また、ビタミンAの過剰摂取は**食欲不振や吐き気、脱毛、発疹**などのリスクがあります。ビタミンEの場合は、**脳出血や前立腺癌のリスク**が指摘されています。とくに脂溶性ビタミンである**ビタミンA・D・E・Kは尿として排出されにくい**ため、より一層の注意が必要です。

またサプリメントの原料には、主に植物から抽出された天然由来の原料と、人工的に分子の構造を変化させて作られた合成原料があります。

過去には、合成原料のルテインのサプリメントを過剰摂取したことによって、胸焼けや嘔吐の副作用が出たことも報告されています。サプリメントはなるべく**天然由来のものを選び、適切な摂取量を守る**ことが重要です。

図13　目にいい食べ物

栄養素	期待される効果	多く含まれる食べ物
ルテイン	加齢黄斑変性の予防と進行抑制 白内障のリスク低減 目の酸化ストレス軽減	緑黄色野菜（ほうれん草、モロヘイヤ、小松菜、ケール、にんじん、ブロッコリーなど）、卵黄、オレンジ、パパイヤなど
ビタミンA	夜盲症の予防 まぶしさの軽減 涙の質の向上 ドライアイ対策	ブルーベリー、にんじん、さつまいも、モロヘイヤなど
ビタミンC	加齢黄斑変性のリスク低減 白内障のリスク低減	パセリ、ブロッコリー、赤ピーマン、レモン、いちご、キウイなど
ビタミンE	眼精疲労の緩和	アーモンド、ヘーゼルナッツ、いくら、植物性油脂など
レスベラトロール	ドライアイ対策 網膜血管拡張作用 白内障、緑内障、加齢黄斑変性症のリスク低減	赤ワイン、ブドウの果皮、ピーナッツの薄皮など
ヘスペリジン	糖尿病網膜症における神経保護作用	柑橘類の皮やスジ（陳皮）など ※糖転移ヘスペリジン、ナノヘスペレチンとしてサプリメントで摂取可能

第4章

目の常識を覆す！よくある疑問と最新知識をQ&Aで解説

目の健康を守るための新常識

本章では目に関する常識について、Q＆A形式で回答していきます。現代には多くの情報が飛び交っていますが、正しい知識を身につけることが大切です。

Q 「ブルーベリーを食べると目がよくなる」は本当？

A ブルーベリーは栄養豊富な食材ですが、「目がよくなる」は迷信です。

昔からブルーベリーは目によいといわれますが、食べ続ければ視力が回復するという科学的根拠はありません。ただ**アントシアニンという成分が豊富に含まれる**ことから、目にとって非常に大切な物質であるロドプシンの再合成を活性化させることにより、**暗順応**（**暗さに目が慣れる現象**）**の働きが向上する**可能性があります。

また124ページで紹介したように、**ビタミンEやビタミンCが豊富**なところもブルーベリーが目によいといわれる理由です。アントシアニンやこれらのビタミンは、強力な抗酸化作用があるため、目の細胞の老化を防ぎ、視覚機能の維持に役立つとされています。

ただし、ブルーベリーのような果物は、食べ過ぎると血糖値の上昇を引き起こす可能性があるため適切な量を心がけましょう。

Q ブルーライトカット製品は有効か？

A 眼精疲労の予防や睡眠の質向上に有効という報告もありますが、最近の報告では効果がないという報告もあり、いずれにしても、日中に浴びるブルーライトについては、過度な心配は不要です。

ブルーライトとは、波長の短い青色光のこと。太陽光にも含まれますが、パソコンやスマートフォンのディスプレイが発する光にも含まれています。

繰り返しになりますが、ブルーライトは睡眠に関わるメラトニンというホルモンの分泌にも影響を与えます。ブルーライトを浴びると体温を下げて眠りを促すメラトニンの分泌量が減少し、脳は活性化します。**日中はこの効果で活動的になれますが、夜にブルーライトを浴びると体内時計が狂い、睡眠の質を低下させてしまう**のです。

デジタル端末の液晶画面から発せられるブルーライトは、日中の太陽光よりも少なく、また、最新の米国の研究では、ブルーライトカット眼鏡には眼精疲労を軽減する効果が全くないとする報告もあるため、**日中のブルーライトに対する過度な対策は必要ない**と思われます。

また、近年はデジタル機器の使用時間が伸びているため、夕方以降、とくに睡眠前は**ブルーライトをカットしてくれる眼鏡やディスプレイカバーなどを積極的に使いましょう。**デジタル機器の仕様に応じて、ダークモードやナイトモードなどに設定するのも有効です。

また、ブルーライトが必ずしも有害なわけではありません。とくに**子どもには過度なブルーライト対策は不要**だと私は考えています。その理由については、第5章で詳しく解説します。

Q コンタクトレンズの安全性やリスクはどうなのか？

A **コンタクトレンズは便利な矯正器具ですが、目にとっては異物であるため、実はさまざまなリスクがあります。**

実は、コンタクトレンズの長期装用のリスクはさまざまあります。

たとえばアレルギー反応が起きやすくなったり、ドライアイ発症率が上がったり、角膜内皮細胞《かくまくないひさいぼう》（角膜の内側に存在する細胞）が減少し、角膜へのダメージが蓄積する恐れもあります。また硬質素材のハードコンタクトレンズは、**まぶたが徐々に下がる眼瞼下垂を引き起こしやすい**といわれています。

さらに、目の角膜に起こる感染症の1つである「アカントアメーバ角膜炎」のリスクも無視できません。このアカントアメーバ角膜炎は、たとえば**1Day（1日使い捨て）コンタクトレンズを複数日使用する、コンタクトレンズをつけたまま寝てしまう、洗浄液を毎日交換しない**といった不適切な使用による不衛生が原因で発症します。症状としては、強烈な目の痛みや赤みのほか、最悪の場合は失明に至ることもあります。

こうしたリスクを回避するには、**①コンタクトレンズの装用期間を厳守し、②衛生的に使用する**。この2点を徹底することが大事です。とくに衛生面では、次の3つを意識されるとよいと思います。

- **コンタクトレンズの保存液は毎日交換する**
- **レンズケースを洗浄した後は、中までしっかり乾かす**
- **レンズケースは定期的に新品に交換する**

日常でコンタクトレンズを使用している方は、**衛生面に気をつけつつ、眼鏡を併用するなどして装用時間を減らすよう工夫してみましょう。**

Q コンタクトレンズに定期検査は必要？

A はい。「3カ月に1度」が定期検査を受診していただきたい一般的な目安です。

コンタクトレンズは購入前に検査を行いますが、実はこれだけでは不十分です。**コンタクトレンズを使用し始めたら、定期的に眼科で検査を受けましょう。一般的に3カ月に1度が目安とされていますが、**目の状態によって異なるため、医師から個別でアドバイスをもらうのがよいでしょう。

主な検査内容は、眼科医による角膜や目の健康状態の詳しいチェックです。たとえ目の問題を感じていなくても、角膜に起こる病変や、レンズに付着したタンパク質やカルシウムの影響で酸素透過性が低下している場合などは適切な処置が必要です。

もしコンタクトレンズの長期装用が原因で、酸素が角膜に行き届かなくなると、角膜内皮細胞がダメージを受けたり、酸素を補給しようとして角膜に白目の血管が侵入したりして、**最終的に視力低下や目の不快感につながる恐れもあります。**

また、すべての人がコンタクトレンズに適しているわけでもありません。とくに**涙の分泌が少なく目が乾きやすい人は、コンタクトレンズの装用により目のトラブルが生じやすくなります。**こうしたリスクを避けるためにも、定期的な検査が必要なのです。

さらに、眼鏡の度数とコンタクトレンズの度数は異なるため、購入時の検査も必須です。眼鏡は目から離れているのに対し、コンタクトレンズは直接目に装着するため、屈折力が異なるからです。この違いを考慮し、適切な度数を選ぶためには、必ず眼科で検査を受ける必要があるのです。

コンタクトレンズは購入時の検査で満足しがちですが、知らないうちに目のダメージが蓄積されるのを防ぐためにも、眼科での定期検査を怠らないようにしましょう。**コンタクトレンズによるダメージを確認できるだけでなく、病気の早期発見にもつながると思います。**

ただし、**コンタクトレンズの定期検査と病気を調べる一般的な眼科検査は同日に行ってはならない**と決められているため、眼底検査などの詳細な検査を希望する場合は、コンタクトの定期検査とは別の日に受診し、その旨を医師に伝えるようにしましょう。

Q ソフトとハードのコンタクトレンズでは、どちらが目の負担が少ない？

A 一般的にはハードコンタクトレンズのほうが負担が少ないといわれます。

コンタクトレンズの主な種類にはソフト・ハードがありますが、素材の性質上、ソフトより**ハードのレンズのほうが目の負担は少ない**といわれます。

これはハードコンタクトレンズの材質が高い酸素透過性（酸素の浸透しやすさ）を持つため、角膜に酸素を供給しやすく、酸素不足による負担が少ないからです。しかし近年は、ソフトコンタクトレンズの素材や形状の改良が進み、以前よりも目の負担が少ないものも多く発売されています。

では、ここでソフトコンタクトレンズの商品選びのポイントをお伝えしましょう。

まず、衛生面や目の負担を重視するなら、使い捨ての１Ｄａｙタイプを私は推奨します。また、次の2点もポイントになります。

ポイント①酸素透過性が高いもの

ポイント②含水率が高いもの

酸素透過性が低いものは、角膜へのダメージが大きくなります。また、含水率（レンズに含まれている水分量）が低いものは、涙がコンタクトレンズ自体に吸着しようとするため、ドライアイになりやすくなります。

値段が高ければよいという話でもなく、**個々の目の状態によっても最適な材質は異なります。**そのため、自分に合ったコンタクトレンズを見極めるには、やはり眼科を受診して医師に判断してもらうのが一番です。

Q インターネット経由でコンタクトレンズを購入してもいい？

A インターネットで購入する場合でも、**眼科での検査と処方を受けることが必須です。**とくにカラーコンタクトレンズは粗悪品に注意してください。

今は、インターネットでどんなものでも気軽に買える時代。コンタクトレンズもさまざまな種類のものが販売されています。

しかし、コンタクトレンズは**高度管理医療機器に分類されている医療機器の1つ。**医療機器は「人体に与えるリスクの程度」によって4つのクラスに分類されており、コンタクトレンズは**「不具合が生じた場合、人体への影響が大きい医療機器」**に位置づけられています。つまり正しく使用しないと、人体への影響が大きいとされているため、購入前には眼科を受診していただく必要があります。また、**装用開始後も眼科**

で定期的な検査が必要であり、一般的に3カ月ごとの診察が推奨されています。

これは、おしゃれを目的としたカラーコンタクトレンズも同様です。とくに若者に人気のカラーコンタクトレンズは、さまざまな目の障害を招いたという事例も多数報告されています。**中には角膜に色素が沈着するような粗悪な商品もある**ため、十分注意してください。

なお、米国眼科学会では、カラー美容用コンタクトレンズを安全に使用するために、以下のことを推奨しています。

- **眼科医の検査を受ける**
- **メーカー名、レンズの規格、使用期限が明記された有効な処方箋を入手する**
- **眼科医の処方箋を要求するコンタクトレンズ販売店から美容用レンズを購入する**
- **説明書に書かれたケア（洗浄・殺菌）、装用方法を守る**

・ほかの誰かとコンタクトレンズの共有は絶対にしない
・眼科医のフォローアップ検査を受ける

日本においても同様の啓発はなされているものの、遵守されていないケースも見受けられるので気をつけましょう。

Q レーシックとICL手術の違いは?

A いずれも視力回復が目的で行いますが、レーシックは角膜をレーザーで削る手術で、ICLは眼内にレンズを挿入する手術です。

次の2つは、視力矯正手術の二大手法として知られています。

・**レーシック(レーザー屈折矯正手術)**

・ICL（眼内コンタクトレンズ）

レーシックは角膜をレーザーで削り、屈折力を変えることで視力を改善する方法です。一方、ICLは眼内にレンズを挿入する手術で、いわば**「目の中にコンタクトレンズを入れる」**ような治療法です。

レーシックの利点は、比較的確立された手術方法であることと、軽度から中等度の近視に効果的なことです。しかし角膜を削るため、元に戻すことはできず、手術後は**目が衝撃に弱くなる**というデメリットがあります。またドライアイのリスクが高く、角膜の知覚神経を切断することによって、目の乾きやすさが増す可能性があります。**感染症のリスクは、約3000人に1人**といわれています。

さらにレーシック後に近視が戻る可能性や、角膜変形（円錐角膜）のリスクもあります。再手術は可能ですが、角膜の厚みに限りがあるため、回数に制限があります。

では、ＩＣＬはどうでしょうか。こちらは比較的新しい手術方法で、レーシックの適応とならないような強度の近視にも対応可能です。また、最近では老眼に対応したレンズ（ＩＰＣＬ）も発売されるようになりました。レンズを挿入するため可逆的であり、必要に応じてレンズの交換や除去が可能です。**感染症のリスクはレーシックと同程度かやや低く、約６０００人に１人程度と報告されています。**

ただし、ＩＣＬにも課題があります。眼圧上昇のリスクがあり、とくに緑内障患者には慎重な判断が必要です。また、白内障の発生率が若干上昇し、約０・49％程度と報告されています。ＩＣＬは術前検査でその人に合ったサイズのレンズを決めて選びますが、検査の誤差によってレンズの変更が必要になることがあり、その際には再手術でレンズを入れ替える必要が出てきます。ＩＣＬもリスクはゼロではなく、長期的な影響については、まだ不明確な点が残されています。

そして、両手術に共通する**合併症として、ハロー（光の周りに輪が見える）やグレア（光**

図14　レーシックとICLの違い

手術の名称	レーシック（レーザー屈折矯正手術）	ICL（眼内コンタクトレンズ）
手法	角膜をレーザーで削る	眼内にレンズを挿入
適応症	軽度から中等度の近視	強度の近視、 角膜が薄い人にも対応可能
利点	確立された方法、 効果的な視力改善	可逆的、 レンズの交換や除去が可能
デメリット	・目の衝撃に弱くなる ・ドライアイリスク ・角膜変形リスク ・再手術に制限	・眼圧上昇リスク ・白内障発生率の上昇 ・長期的な影響の不明確さ ・サイズ変更や位置ずれによる再手術の可能性
感染症リスク	約3,000人に1人	約6,000人に1人
副作用	ハロー、グレア （光の輪、にじみなど）	ハロー、グレア （光の輪、にじみなど）
料金比較	約20万～40万円（両眼）	約50万～80万円（両眼）

がにじんでまぶしく感じる）の症状が挙げられます。これらは時間とともに慣れる場合が多いですが、永続的に残る可能性もあります。

なお、ＩＣＬは乱視矯正にも対応していますが、レンズの位置ずれにより再手術が必要になるケースもあります。また、両手術とも術後の定期検査が不可欠です。

手術の選択にあたっては、近視の程度、角膜の厚み、長期的な視力の安定性への期待、リスクの受容度などで検討しましょう。最終的には、信頼できる眼科医に相談して、適切な治療法を選択してください。

両者の手術は、視力回復という大きなメリットがある一方で、一定のリスクを伴うことを理解したうえで判断しましょう。

Q アイマスクやアイマッサージャーの効果と注意点は？

A 眼精疲労の軽減に効果的ですが、緑内障の疑いがある方は注意が必要です。

アイマスクは目元の血流を促し、目の疲れの軽減や、第3章で紹介したマイボーム腺の脂を排出するのに効果的です。

最近はアイマッサージャー（別名：アイウォーマー）と呼ばれる、目元をケアする家電も市販されています。ほどよい振動やエアバックによる刺激、温感効果などによって、眉毛からこめかみまで広範囲の筋肉に刺激を与えることができます。

ただし、眼球を圧迫するようなアイマスクやアイマッサージャーは、**緑内障の疑いがある方は注意が必要です。眼圧が上がり、症状の悪化を招く可能性があるため**、使用を控えるか、目を圧迫しない商品を選びましょう。

Q 目やにが発生する原因は？

A ウイルス性・細菌性・アレルギー性が主な原因ですが、ドライアイでも目やには発生します。

細菌性の目やには黄白色や濁った緑色で、粘り気がありドロッとしている場合に疑われ、主に片目のみに発症します。細菌によっては膿のような大量の目やにが出ることもあります。一方、ウイルス性の目やにはサラサラしていることが多く、色は白色や透明な色をしています。両眼に発症することが多いです。

そしてアレルギー性の目やにはかゆみを伴うことが多く、色は透明から白色で、白目の結膜が水ぶくれのように腫れることもあります。

また意外かもしれませんが、**ドライアイでも目やにが発生することがあります。ドライアイによる目やには涙の質の変化が原因**となることが多く、症状には個人差があります。もし透明や白色の目やにが少量出たとき、とくに1カ月以上続く場合はアレルギー性のほかドライアイも疑いましょう。

もちろんすべての目やにが病気の前兆や症状というわけではありません。たとえば、起床時に生じる少量の目やには問題ないことが多いですが、**いつもとは違う量や質の目やにを感じた場合は眼科を受診**することをおすすめします。

Q 目の下にクマができる原因は？

A クマは皮膚の薄さ、血行不良、環境要因などが複雑に絡み合って起こります。

目の周りの皮膚が非常に薄いことが、クマが目立ちやすい根本的な理由です。この繊細な目元に、紫外線や乾燥といった環境要因がダメージを与え、色素沈着を引き起こしたり、アトピーやアレルギー反応による炎症でクマができたりします。

また**血流の問題も、クマの大きな原因の1つ**です。疲労や寝不足、冷え性などによってまぶたの血流が悪くなると、クマができやすくなります。とくに、血液の循環が阻害されることで起こる末梢循環障害《まっしょうじゅんかんしょうがい》の方は、血行不良によるクマができやすいかもしれません。

さらにクマは、日常的な習慣にも影響します。たとえば洗顔などで肌をゴシゴシ洗うと、皮膚の奥にあるメラニン細胞が活性化し、色素沈着の可能性を高めます。あるいは目の周りの化粧がきれいに落ちていない場合も、色素沈着の原因となります。

これらのクマは、**種類に応じて対処方法が大きく異なります**。たとえば、色素沈着が原因のクマは紫外線対策や化粧品による保湿・美白ケアなどが有効ですが、短期間での改善は難しいかもしれません。一方で血行不良が原因のクマは、状態にもよりますが、比較的改善しやすいとされています。対処法としては、**目元のマッサージやアイマスク、温冷交替療法（お湯と冷水を交互に使う入浴法）などが有効**です。

アトピーやアレルギーを持っている方は、それらの治療を優先して受けましょう。

Q 人によって目の色が違うのはなぜ？

A 目の色の違いは、虹彩に含まれる色素の量と濃淡によって決まります。

目の色は「虹彩《こうさい》」と呼ばれる部分の色素によって決まります。虹彩の色素は主にメラニンであり、その量や分布によって目の色が変わります。遺伝的要因が大きく、メラニンの量が多いと茶色や黒、少ないと青や緑になります。これらの色は人種や遺伝子によっても異なります。

Q 色の見え方は人によって違う？

A 色覚異常は生まれつきのもので、色の見え方に違いが生じます。

色の見え方が通常の人とは異なる「色覚《しきかく》異常《いじょう》（色覚多様性）」という特性を持って生まれる方がいます。色覚に異常があると、たとえば赤色と緑色など色の区別が難しくなったりします。この色覚異常の原因の多くは、先天性によるものです。

実際、全国の推定患者数はおよそ２９０万人といわれ、女性が５００人に１人に対し、**男性は20人に1人**と、とくに男性で非常に多くの方が色覚異常を持っています。しかし、**女性でも保因者（自分の子どもが色覚異常を持って生まれてくる可能性がある人）は10人に1人**といわれており、女性も他人事ではありません。

昔は、小学４年生に向けた「色覚検査」が実施されていました。しかし２００３年度に学校保健法が改正されて以来、色覚検査が任意となり、ほとんどの学校で実施されなくなったのです。

色覚異常であることは、本人は自覚しづらく、職業選択にも制限が出るなどの理由から、**日本眼科学会では今もなお色覚検査の重要性を説いています。**

近年は色覚異常に関する技術革新も進み、色覚異常を持つ方向けの特殊な眼鏡も開発され、一部の色覚異常の人が本来の色で見ることができるようになっています。また、色覚異常の人でも見やすいデザイン（ユニバーサルデザイン）による色覚バリアフリーも進められつつあり、一例として、色覚異常の人には赤信号の部分にバツ印が浮かび上がるような信号機などがあります。

さらに、色覚異常に関する**スマートフォンのアプリも開発され、簡易的な色覚検査もできるようになりました**。また、色覚異常を持たない人が、色覚異常がある人の見え方をシミュレーションすることもできます（ただし、正確な診断には専門医による検査が必要です）。

Q 眼鏡をかけると目は悪くなる？

A **眼鏡の度数が適切でないと、視力に悪影響を与えることはあります。**

眼鏡をかけることが目を悪くするわけではありません。ただし、**適切でない度数の眼鏡を使い続けることで、視力に悪影響を与える**ことはあります。度数が強くても弱くても目にとってはよくありません。

とくに気をつけたいのが、子どもの視力検査です。**目の調節力（ピントを合わせる力）が未発達の子どもは、正確な度数測定が難しい**ケースがあるのです。

そのような子どもには、眼科で一時的にピント調節力を抑制する目薬を使い、より正確な結果を出すための視力検査を行います。これにより、**子どもの成長に合わせた適切な眼鏡を処方することができます。**

もちろん大人の場合も、定期的な検査と適切な度数調整が重要です。すでに**目の疲れ、頭痛、見えづらさなどの症状があれば、眼鏡の度数が合っていない可能性がゼロではありません**。症状を放置すると、長期的には視力低下を招く恐れもあります。眼鏡を作るときは、主に「どういうシーンで使うのか」という点も伝えておくと安心です。

Q 視力の良し悪しは遺伝する？

A 「遺伝的要因」と「環境的要因」の両方に影響されます。

遺伝的要因については、近視・遠視・乱視などの屈折異常が親から子へと受け継がれる傾向にあります。ただ、遺伝だけですべてが決まるわけではありません。

とくに近視については、長時間の近距離作業（スマートフォン、タブレット、読書など）が進行を促す主な原因になります。親が子どもに「目が近いよ」と注意を促す光景をよく目にしますが、これはお子さんの将来の目の健康を考えてのことでしょう。

実際に、ゲームをする時間が長い子どもより、**外で遊ぶ時間が長い子どもは近視になりにくい**ということも報告されています。

視力の良し悪しは遺伝要素が多いものの、**日頃の行いによって視力を正常に育てることは可能です**。親御さんはお子さんの行動を見守り、近距離作業を長時間行っていないか、見え方に異常はないかなどを定期的に検査して確認してあげてください。なお、近視が進みにくいようにする方法は、次の第5章を参考にしてみてください。

Q 目のトレーニングで視力は回復する？

A あくまで一時的な効果にとどまることを理解しておきましょう。

本や雑誌、テレビなどで「視力回復トレーニング方法」などと紹介していることがあります。

一般的な視力回復トレーニングとは、眼球運動やピント調節に関わる筋肉を動かし、視力回復を図ることをいいます。たとえば遠くと近くを交互に見る、意識的にまばたきをする、眼球を回すように動かすなどの方法が挙げられます。

しかし、私のクリニックでは、患者さんにこうした視力回復トレーニングを積極的に推奨することはありません。視力が回復すると謳われている場合でも、ほとんどの方にとって**効果は一時的なものである**と考えているからです。

目のトレーニングを行った直後は、一時的に視界がクリアになったり、目の疲れが軽減したりすることはあると思います。また、ピント調節機能が異常を起こしているような方にとっては、ピント調節機能が正常化することで視力がよくなったと感じる場合もあると思います。そのため、すべてを否定するつもりはありません。しかし同等の効果を得たいなら、第3章で紹介した**「20-20-20ルール」（107ページ参照）を行っていただければ十分**だと思います。

Q 老眼は治る？

A 適切な対処や治療を行えば、快適に見えるようになります。

40歳を超えると、「細かい作業が難しくなった」「文字が読みづらい」などと感じる人が増えてきます。これは**「老眼」といわれる現象で、近視の有無に関わらず、すべての人に起こり得る自然現象の1つです。**

老眼は年齢とともに目の奥にある水晶体が固くなり、ピント調節機能が低下することによって起こります。20歳のピント調節力と比較して、40歳はその半分程度に落ちるともいわれています。

では、老眼は治るのでしょうか。

実は、老眼は自然に治るものではありませんが、**適切な治療を行えば、通常の見え方に近づけることは可能**です。現在は、白内障手術に使われる**「多焦点眼内レンズ」や「老眼用のＩＣＬ手術（ＩＰＣＬ）」などがあり、治療の選択肢が増えています。**老眼の症状が原因で生活に支障を感じる方は、一度眼科医に相談してみましょう。

最近は第3章でも紹介した「スマホ老眼」という言葉もよく聞きます。若い人でも同様の症状に悩まされるため、老眼はもはや中高年に限った悩みではないようです。「加齢による老眼」との大きな違いは、一時的な症状であるということ。そのため、スマホ老眼は**生活習慣や目薬の使用などで適切に対処すれば、やがて改善に至る可能性**

は高いでしょう。

Q 効果的な目薬のさし方はある？

A はい。**目薬は適切に使用しなければ効果が半減します。**

一般的な目薬の効果的なさし方は次のとおりです。

①石鹸などでよく手を洗う
②1滴（約0・5㎖）をまつ毛やまぶた、目に触れない距離から垂らす
③点眼後はまばたきをせず、ゆっくりまぶたを閉じる
④涙嚢部《るいのうぶ》（目頭のやや鼻寄り）を押さえながら、3～5分程度目をつぶる
⑤複数の目薬をさす場合は、5分以上間隔を空ける

図15　目薬の正しいさし方

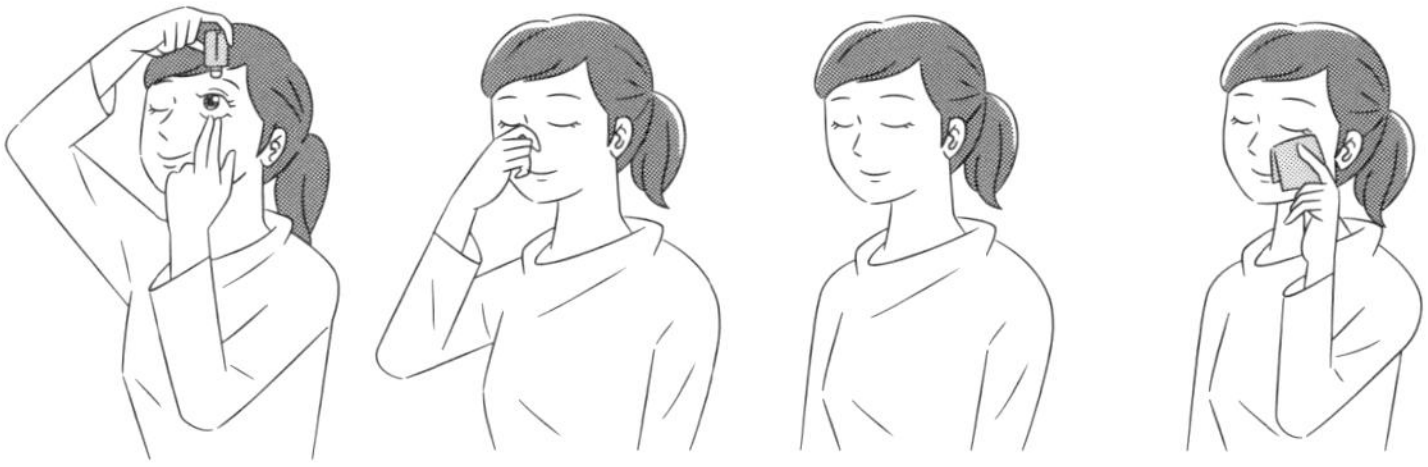

まつ毛やまぶたにふれないように目薬をさす

1分くらい軽く目頭を押さえる

じっと目を閉じる

めのふちや皮膚についた目薬をティッシュなどでふきとる

目薬は1滴でも目の中に入れば全体に行き渡るため、黒目の上をわざわざ狙う必要はありません。また、1滴は目からあふれるくらいの十分な量に設計されており、1滴以上さすと無駄に目薬が減ってしまうばかりか、余った薬液が目の周りに付着することで炎症が起こったり、目薬に含まれる防腐剤が角膜を傷めたりといった副作用が起こることもあります。そのため、**1滴以上目の中に入れないことも重要**です。

そして点眼するときは、**目やまつ毛、まぶたにノズルの先が触れないようにしてください**。まつ毛などに付着している細菌によって、雑菌繁殖につながる可能性があります。

図16　点眼する（げんこつ法）

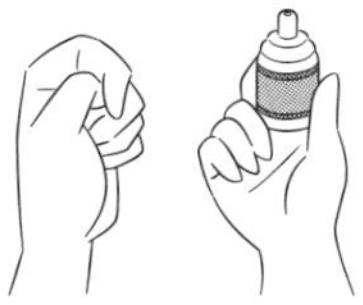

キャップを外し、点眼容器を持ちます。もう片方の手で、げんこつを作ります

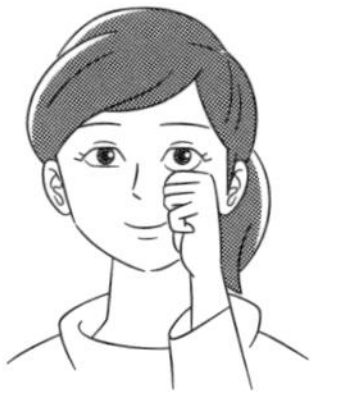

げんこつを下まぶたにあて、軽く下にひきます

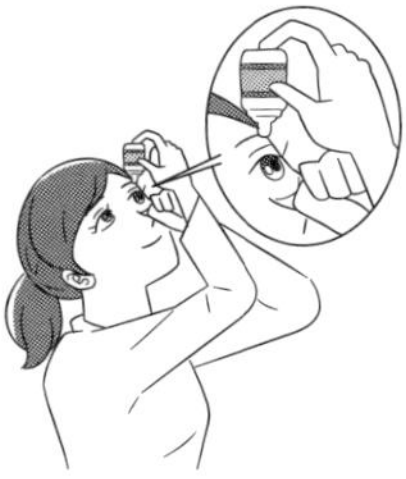

げんこつに点眼容器を持つ手をのせ、1滴を確実に点眼します

④の涙嚢部を押さえるのは、鼻のつけ根にある**涙点から鼻の中に薬効成分が流れるのを防ぐため**です。複数の目薬を使うときは、**成分が残りやすいとろみや粘性があるもの、濁りのある目薬などを最後に使う**とよいでしょう。

体の不自由な方や高齢者の方、目薬をさすのが苦手な人は、「げんこつ法」という点眼法を試してみてください。方法は簡単です。

まず片手でげんこつを作って下まぶたに当て、軽く下にひきます。その後、目薬を持っている片方の手をげんこつに乗せて、1滴を確実に点眼してください。

また、点眼動作をサポートしてくれる市販の「点眼補助具」を使用するのもおすすめです。点眼補助具はさまざまな形状のものがあるため、手持ちの目薬に合うものを選んでください。なお、**座って点眼するよりも仰向けでさしたほうがうまくさせるようになる方もいます**ので試してみてください。

Q 目薬の正しい保管方法は？

A 基本的には冷蔵保存をおすすめします。

目薬の種類によって保管方法は異なりますが、**基本的には冷蔵庫での保存をおすすめします**。冷蔵保存により、目薬の成分が分解しにくくなり、効果が長持ちするからです。中には常温保存が推奨される目薬もありますが、とくに夏や冬など気温の変動が大きい季節には、冷蔵保存がより安心です。

また、目薬の種類によっては専用の遮光袋を用いて暗所保管のものなどもあります。

保管方法は目薬によって異なるため、きちんと説明を受けて把握しておくことが重要です。

病院で処方される目薬は、開封後1カ月程度で残っていても捨てることが推奨されます。開封すると細菌が繁殖しやすくなるからです。しかし、目薬の種類によっては開封後10日前後しか保たないものもあります。そのため、1カ月という期間はあくまで目安であり、処方した医師の指示や目薬の添付文書に記載されている期限を守るようにしましょう。

なお、**市販されている目薬の使用期限は3カ月程度**のものが多いです。

Q 眼精疲労と頭痛の関係性は？

A 根本原因となる眼精疲労への対策で頭痛は軽減します。

第1章で、眼精疲労は目がぼやけたり、かすみ目を起こしたりすると説明しました通り、頭痛を伴うこともあります。

眼精疲労が起こると脳はピント調節を頑張って行おうとするため、目の筋肉や頭部などへの負担を強め、それによって肩こりなどが生じ、緊張性頭痛が生じるといわれます。また、眼精疲労によって肩こりや倦怠感などが引き起こされ、心身のストレスや自律神経の乱れによって偏頭痛が誘発されることも考えられます。

頭痛を伴う眼精疲労の対処法としては、基本的には第3章で解説したように、VDT作業環境を整えたり（99ページ参照）、度数の合った眼鏡をかけたり、休憩をはさみながら20-20-20ルール（107ページ参照）を実践したりしていただくのが効果的です。また、十分な睡眠を取り、自律神経のバランスを整えることも大切です。

眼精疲労による頭痛には、まず根本原因である眼精疲労を緩和することを意識してみましょう。いずれにせよ目の疲れを感じたら、早めに対策を取ってください。

Q 黄色っぽい白目を白くする方法はある？

A 歯のホワイトニングのように、白目部分を今より白くする方法はありません。

白目が黄色味を帯びている場合、これは瞼裂斑《けんれつはん》**と呼ばれる「目のシミ」のような症状が現れている可能性があります。**

瞼裂斑は紫外線やまばたき、コンタクトレンズの装用などによって起こります。とくに鼻側の一部に、白色あるいは黄色に変色した小さな斑点や隆起などが見られる場合は瞼裂斑を疑ってください。予防策としては、紫外線予防やコンタクトレンズの装着時間を減らすなどが有効です。

また、肝臓の機能が悪いと皮膚や目の白い部分が黄色くなる「黄疸《おうだん》」という病気が隠れている可能性もあります。

第5章

子どもの「見る力」を最大限に引き出す方法

子どもの弱視治療は10歳がタイムリミット

実は、**子どもの視力は、10歳前後で発達が止まる**ことがわかっています。

第1章でもお伝えしたように、人はほとんど何も見えない状態から生まれ、徐々に視力が発達していきます。1歳までに0・2程度、2歳までに0・5〜0・6程度、3歳になると約7割の子どもが1・0以上の視力を獲得し、6〜8歳の間に視力の発達はほぼ完了します。

つまり、小学校に上がる頃には将来の視力がほぼ決まるといっても過言ではありません。

この重要な成長期間を「視覚の感受性期間」と呼びます。視力の発達は6〜8歳でピークを迎えたのち、10歳前後に向けてゆるやかに停滞。10歳を超えると、目の治療効果が著しく下がったり、生涯弱視が治らなかったりします。

「弱視」とは、**眼鏡やコンタクトレンズなどをしても、視力が十分に出ない（1・0に満たない）状態**のこと。本来子どもは成長の段階でさまざまなものを見て、網膜に刺激を与えることで、視力が1・0以上まで発達していきます。それが何らかの原因によって視力の発達が妨げられていると弱視になるのです。

そこで、弱視を防ぐために重要なのが、自治体で行っている**「3歳児健診（3歳児健康診査）」**と**「就学前健診（就学時健康診断）」**です。

――3歳児健診のススメ

3歳児健診とは、満3歳から4歳までの子どもを対象にした無料の健康診断です。

図17　子どもの視力

年齢	視力
生まれて1カ月	光や動いているものがぼんやり見える
1カ月	0.01〜0.02
1才	0.2〜0.25
2才	0.5〜0.6
3才	1.0以上（67%）
5才	1.0以上　（83.1%）
6才	1.0〜1.2

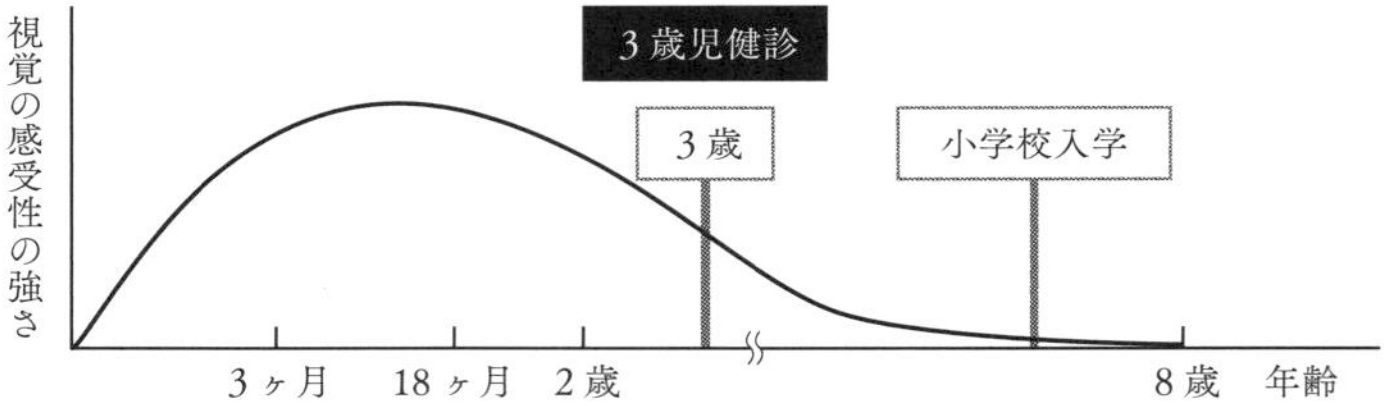

検査の内容は、視力検査（視覚検査）をはじめ聴覚や歯科、行動観察など多岐にわたります。自治体によって実施時期などが異なるため、お住まいの地域の公式情報をチェックしてください。

視力検査は、ご自宅で親が行う必要があります。その後、お子さんの視力が0・5に満たなかったり、自宅で検査を行えなかったりする人は健診会場で二次検査が行われ、**目の病気が疑われる場合には、眼科での精密検査をすすめられます。**

ただ自宅での視力検査は異常が見落とされる事例も多いため、最近は「スポットビジョンスクリーナー」という検査機器を導入する自治体も増えてきました。これは近視や遠視、乱視、瞳孔不同（左右の瞳孔の大きさが異なること）、斜視などの異常を、わずか数秒で検出できる画期的な検査機器です。

では、なぜ「3～4歳」のタイミングが大事なのでしょうか。

1つは、子どもの目の機能は3歳までに急速に発達することが挙げられます。また3歳頃の時点で**弱視や目の異常が見逃されると治療が遅れ、将来にわたり十分な視力が得られない可能性が高い**とされています。

3歳児健診で発見された弱視は適切な治療によって改善することが多いですが、**発見されずに8歳前後で終わる感受性期間を超えてしまうと、視力が十分に発達しません**。そのため、このタイミングで視力に異常がないかを調べることが大切なのです。

——就学前健診も重要なワケ

一方、就学前健診は、小学校に入学する5〜6カ月前（6歳頃）に実施される健康診断です。3歳児健診と同様に、子どもの心身の健康や発達状況を総合的に評価し、病気や異常が見つかった場合、早期の治療につなげることが目的です。就学前健診は、住民登録地に基づいて指定された小学校で行われます。

検査内容は内科や歯科、耳鼻咽頭科などに加え、目の場合は視力検査が行われます。視力は、子どもの学習能力に直結するもの。**学習に支障のない視力（通常0・7以上）を確保できれば、黒板やテレビなどが不自由なく見える視力は保てます**から、入学前に行っておくことが大切です。

ここまで3歳児健診と就学前健診の重要性をお伝えしましたが、10歳を超えた子どもの弱視が改善する見込みがないわけではありません。たとえば12歳の子どもが弱視治療を受けて、視力が徐々に回復していくケースもあります。ただし、**早期に異常を発見して対処したほうが、視力の回復が早いことは明らかでしょう。**

最も重要なことは、**「要精密検査」の通知を受け取ったら眼科を受診することです。**検査だけで満足してしまい、眼科で治療を受けないとなると意味がありません。子どもの弱視治療には、タイムリミットがあることをお忘れなく。

弱視のタイプと効果的な対処法

子どもの視力は発達段階で、遠視や乱視、斜視などがあると「弱視」になりやすくなります。そのため、早い段階で視力検査をする重要性をお伝えしました。

弱視は主に４種類に分類されますが、それぞれ原因や症状が異なります。

①屈折異常弱視《くっせついじょうじゃくし》……網膜にピントが合わない

強い遠視や近視、または乱視が両眼にあり、常にぼんやりとしか見えていない状態のため、視力が十分に発達しません。このタイプの弱視は、適切な眼鏡を使用し、視界をクリアにすることで改善が期待できます。

②不《ふ》同《どう》視《し》弱《じゃく》視《し》……右目と左目の屈折異常の差が大きい

左右の目の屈折状態に大きな差がある場合に発症します。たとえば一方の目が強い遠視で、もう一方が正常な場合、**屈折異常が強いほうの発達が悪くなります。**主な治療法は、両眼の屈折差を補正する眼鏡を使用したうえで、必要に応じて健康な目を覆い、弱視の目を使うように促す訓練などを行います。

③斜《しゃ》視《し》弱《じゃく》視《し》……片方の目の位置がずれている

右目と左目の視線にズレ（斜視）があることで、片方の目ばかり使ってしまうことにより生じます。これにより、**抑制された目の視力発達が妨げられる**のです。

主な治療法として弱視の目を使うように促す訓練や、場合によっては斜視の手術が必要になることもあります。

④形《けい》態《たい》覚《かく》遮《しゃ》断《だん》弱《じゃく》視《し》……網膜への刺激が不足している

目に十分な光による刺激が入らないことで生じる弱視です。主な原因は、先天白内障、眼瞼下垂（まぶたが下がる状態）、角膜混濁（透明な角膜が白く濁った状態）などです。

これらによって**網膜への刺激が不足し、視力の発達が阻害されます。**このタイプの弱視にはまず、原因を取り除く（例：白内障の手術、眼瞼下垂の治療など）ことが優先されます。

この形態覚遮断弱視の予防と早期発見のために次の点に気をつけましょう。

- **子どもの目の異常な動きや姿勢を観察する**
- **髪が目にかからないようにする**
- **不必要な眼帯の使用を避ける**
- **目をこする習慣がある子どもには注意する**

50人に1人の子どもが弱視になる

では、実際どのくらいの子どもが弱視になっているのでしょうか。

実は、**弱視の有病率は2〜5％（50人に1人）**といわれています。これは決して少なくない数字だと私は思います。

また文部科学省の学校保健統計調査によると、**裸眼視力1・0未満の子どもの割合が増加傾向にある**ことが報告されています。たとえば、2022年度の調査結果では、**裸眼視力が1・0未満の小学生は37・8％、中学生は61・2％、高校生は71・5％**で、いずれも過去最多を更新しています。とくに近視の子どもが急増しているようですが、この中には弱視の子どもも含まれています。

中には目に異常が見つかり、「要精密検査」の案内が届いても、**眼科を受診させない**

図18 「裸眼視力1.0未満の者」の割合

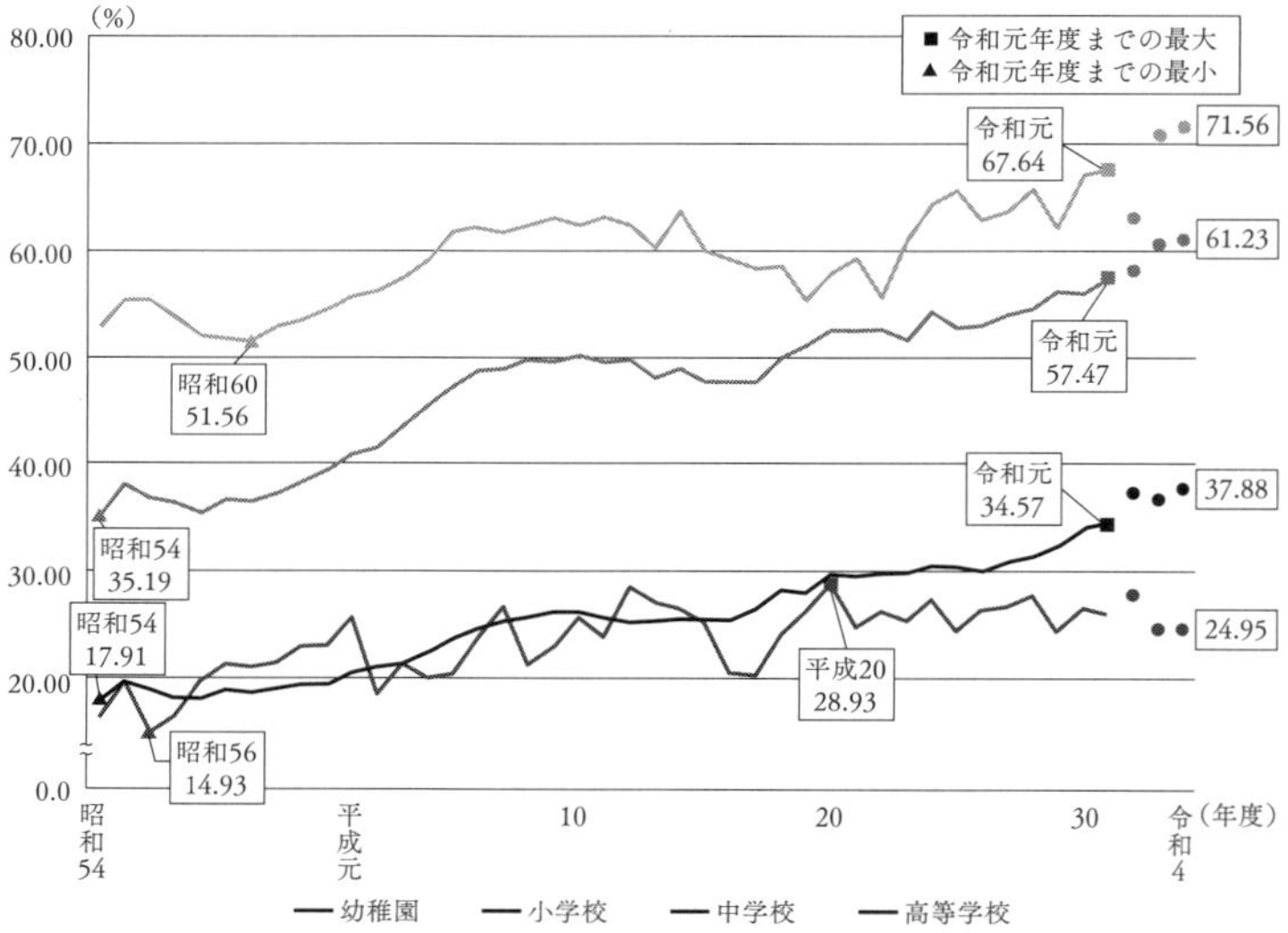

出典：「令和4年度学校保健統計」（文部科学省）より著者作成

家庭が3人に1人いるそうです。大人の解釈で「何も症状を訴えてこないから大丈夫だろう」などと放置していては、子どもの目の健康は守られません。

仮に、自分の子どもの弱視が進行していたとします。しかし、子どもが目の異常を訴えることはほとんどありません。もともと視力がよい人が見えづらくなったら異常を感じますが、**視力が成長段階にある子どもは、それなりに目が見えていれば不自由を感じないこと、そして自分の見え方が当たり前と思って過ごしている**からです。

自覚症状がないからこそ、**子どもが弱視の状態になっていないか検査を受けさせること、そして弱視があれば原因を特定して早めに治療を受けさせる**ことが大切です。

――子どもの弱視は「早急な治療」がカギ

子どもが弱視であることがわかったら、早急に治療をしていきましょう。

たとえば屈折異常弱視と不同視弱視の場合、適切な眼鏡作りが治療のカギとなります。ただし、1つ注意点があります。

子どもの眼鏡作りは、一般の販売店で完結させないようにしましょう。

第4章でも述べたように、眼科での検査では「調節麻痺剤」と呼ばれる特殊な目薬を使用します。これにより、子どもの目の自然な調節力を一時的に抑え、正しい屈折度数を導き出せます。その結果、子どもの「見る力」を最大限に引き出し、健やかな視力発達を促すことができるのです。

また必要に応じて、**弱視のトレーニングの1つである「健眼遮閉《けんがんしゃへい》」**をすすめることもあります。健眼遮閉とは、視力の発達が乏しいほうの目を強制的に使わせて、視力の発達を促すトレーニング法です。とくに**不同視弱視や斜視弱視の場合に採用される訓練です。**

目をふさぐ手段としては、アイパッチがよく使われます。アイパッチには目に直接貼り付ける「シールタイプ」と、眼鏡に取り付けて目を覆い隠す「布タイプ」があります。無地のアイパッチを嫌がる子どものために、最近はキャラクターデザインのものも市販されているようです。また無地のアイパッチでも、子どもが絵を描いたりシールを貼ったりすると、楽しんで訓練に臨めるかもしれません。

しかし、アイパッチを嫌がってしまう場合や、アイパッチによる訓練の時間をうまく作れない場合などは、調節麻痺剤をよいほうの目に点眼して、近くを見るときに弱視の目を使わせるようにする治療（アトロピンペナリゼーション法）を行う場合もあります。

注意点としては、**弱視のトレーニングは必ず眼科医の指導のもとで行い、自己流は控えましょう。**ご自宅では、たとえば「文字書きを練習するとき」や「絵本の読み聞かせのとき」などに時間を区切って行います。訓練の目安時間は、主治医の指示に従うようにしてください。

また、斜視が原因で弱視になっている子どもには、手術をすすめることもあります。斜視は手術をしなければ失明する病気ではありませんが、斜視による弱視を治して、よく見える視力を獲得するために手術が必要なケースもあります。

急増する子どもの近視と最新治療法

現代は、子どもの近視が急増しています。近視はたとえ軽度であっても、将来緑内障や網膜剥離などの病気のリスクを高めることもわかっています。

とくに**幼少期のうちから近視を発症あるいは進行させないことが重要です。**

第1章でも述べたように、近視とは「近くがよく見えて、遠くのものがぼやけて見える目の状態」を指します。成長とともに眼球は前後方向に伸びるため、遺伝的な原因で近視になりやすい子どもは近視が進行しやすいでしょう。

もちろん遺伝要素以外にも、近視は進行します。たとえば次のような子どもは近視になりやすい傾向にあります。

・外遊びをあまりしない
・スマートフォンやゲームを1時間以上続けてやる
・30㎝以内の近距離で文字を読んだり、ゲームをしたりする
・暗い場所で勉強したり、本を読んだりする
・眼鏡の度数が合っていない

暗い場所で文字などを長時間見続けるのはよくありません。暗い場所では目が多くの光を取り込もうとして瞳孔が散大し、光がより目の奥まで届くようになることで眼球が奥へ伸びようとしてしまい、近視が進みます。また、過矯正の眼鏡をかけ続けると、それに合わせて近視が進行しやすくなります。

親御さんは次のことを意識しながら、お子さんを見守っていただきたいと思います。

・近業時間をなるべく短くする

・**20-20-20ルール**（107ページ参照）**を習慣にする**
・**ものを見る距離は30㎝以上離す**
・**暗い場所でものを見ないように、照明環境を整える**
・**子どもの度数に合った眼鏡を作る**

よくある近視の治療法としては、ピントが合わない分を眼鏡やコンタクトレンズで矯正します。しかし最近は、近視を抑制するための画期的な治療法も増えています。

1つずつ見ていきましょう。

①オルソケラトロジー

・角膜形状を一時的に変化させ、**日中の裸眼視力を改善させる**治療法
・特殊なハードコンタクトレンズを就寝時に装用する
・通常の眼鏡やコンタクトレンズと比較して**30～60％の近視抑制効果が期待できる**
・自由診療（保険適用外）

②超低濃度アトロピン点眼薬（マイオピン）

・近視の進行を抑制する効果が期待できる点眼薬

・1日1回使用

・副作用を最小限に抑えながらも、**50〜60%程度の近視抑制効果が報告されている**

・自由診療（保険適用外）

③多焦点コンタクトレンズ

・老視矯正用のソフトコンタクトレンズを近視抑制目的で使用

・**オルソケラトロジーに匹敵する効果**が期待できる

・目への負担が少なく、使い捨てタイプなので衛生的

・日中に装用するため、何かあった際に自己管理ができる必要がある

④近視抑制用眼鏡

・海外では実用化されているが、**日本では未承認**

・特殊なレンズデザインにより近視の進行を抑制する

⑤レッドライト療法

・650nmの長波長赤色光を目に当てて近視を抑制

・2021年に米国眼科学会の雑誌に紹介されて以来、注目を集めている治療法
・近視抑制効果が約90%との報告もあり、今後の研究結果に期待が寄せられている
・自由診療（保険適用外）

これらの治療は、それぞれの独自のメカニズムで近視の進行を抑制しようとするもの。治療は単体ではなく、たとえばオルソケラトロジーと超低濃度アトロピン点眼薬を併用することもありますが、最適な治療法は人によって異なります。

現時点（2024年9月現在）では、長期的な安全性や有効性についての研究が進められており、近視治療の選択肢は今後も増えていくでしょう。

目薬で治る近視もある!?

子どもの場合、本来近視ではないのに近視のような症状が出ることがあります。これを「仮性近視《かせいきんし》（もしくは偽近視《ぎきんし》）」と呼びます。主な原因は、近業作業が続くことによって、目の調節機能が一時的に緊張状態（調節緊張）に陥ることで起こります。

ただ仮性近視は成長期によくある子どもの生理的変化なので、**点眼薬や生活習慣の見直しでも治る可能性があります。**

本物の近視なのか仮性近視なのかを見分けるとき、特殊な点眼薬を使った検査をしないと自身では判断がつきません。そのため、眼科で検査を受けるのが一番早いです。近視にもさまざまな種類や状態がありますから、**眼鏡やコンタクトレンズの矯正で改善する近視なのか、点眼薬だけで治る近視なのか**を明らかにして、適切な治療を施してあげましょう。

スマートフォンが子どもに与える影響

スマートフォンの長時間利用が体や目に与える影響については、第3章でお伝えしたとおりです。

具体的に起こりやすいトラブルとして、**眼精疲労（疲れ目）を引き起こす、まぶたが下がる（眼瞼下垂）、スマホ老眼になる、睡眠障害になる、急性内斜視になる**……などが挙げられます。

なかでも急性内斜視は、スマートフォンを見続けることによって寄り目の状態が定着し、元に戻らなくなることで起こります。2016年に発表された韓国の論文では、「7～16歳の子どもが過度なスマートフォン使用（4カ月以上にわたり1日4時間以上、30㎝

以内の近距離での使用）で急性内斜視を発症した」と報告しており、過剰なスマートフォンや携帯ゲーム機などの連続使用は避けるべきでしょう。内斜視の原因はすべて解明されていませんが、次のような生活習慣を続けているお子さんは注意が必要です。

・1日3〜4時間以上スマートフォンを使っている
・30㎝以下の近距離でスマートフォンを見ている
・間違った姿勢でスマートフォンを使っている（長時間うつむく、寝ながらなど）
・ディスプレイが暗い
・SNSやゲームに集中して、視線をあまり動かさない

ちなみに日本弱視斜視学会では、6〜35歳までの急性内斜視患者を「12歳以下」「13〜18歳」「19〜35歳」の3群にわけて、ある調査を実施しました。その結果、**10代の患者数が最も多い**ことがわかったそうです。

とくにスマートフォンを買い与えられる時期である、**小学5～6年生や中学生の発症者が多い**といわれます。ただ一部先天性のものとして、乳児や幼児が急性内斜視を発症するケースもあります。

親御さんはお子さんの行動に注意を払い、将来の視力を守るために、今できることを実践していただきたいと思います。

子どもにブルーライトカット対策は不要

ブルーライトは目によくない――。こう考えている大人は多いでしょう。

デジタル機器の普及に伴い、液晶画面から発せられるブルーライトに関する議論が年々白熱しています。その中で、**子どもにブルーライトカット眼鏡の装用を推奨する意見がありますが、私は日中の過度なブルーライト対策は不要**だと考えています。

本書でも何度か触れましたが、夜の時間帯に強いブルーライトを浴びると、睡眠障害を招く恐れがあります。そのため、夕方以降にブルーライトを避ける動きは睡眠の質を高める意味でも有効です。

ただし、**行動が活発になる日中にブルーライトを過度に抑える必要はありません。**

そもそもブルーライトは、体内時計（サーカディアンリズム）の調整に欠かせません。ブルーライトを浴びるとメラトニンの分泌を抑えられて活動欲が高まります。夜はこの働きが睡眠の弊害となりますが、**昼間は活動的になれて体内時計も整うので、むしろブルーライトを浴びることは必要なことなのです。**

ここで、ブルーライトを浴びるなら「ゲームやスマートフォンを長時間使用させても問題ない？」と思われるかもしれませんが、**ブルーライトは太陽光のほうが圧倒的に多く含まれます。**

外で体を動かすことは、骨密度や免疫力の維持にもつながりますから、お子さんには屋外活動を積極的にすすめてほしいと思います。

これらのことから、子どもの場合、日中に過度なブルーライトカットをする必要はなく、それよりもブルーライトを発するデジタルデバイスの使用時間を短くしたり、画面との距離を離したりすることのほうが遥かに重要といえます。

3D映像は危険？注意点とリスクについて

近年は映画・テレビ・パソコン・ゲーム機など、日常生活のあらゆる場面で3D映像を楽しめるようになりました。しかし、**最新技術がもたらす目への影響については、少し慎重に向き合う必要があります。**

3D映像は、左右の目に微妙に異なる映像を投影することで立体感を生み出す仕組みです。これにより、画面からものや人が飛び出して見えたりして、臨場感あふれる体験ができるのが特徴です。この効果を実現するために、偏光眼鏡や液晶シャッター眼鏡など、特殊な装置が使用されることもあります。

しかし、3D映像にはリスクもあります。3D映像を見るとき、目の調節力と両眼の寄せ具合（輻輳《ふくそう》）のバランスが崩れ、これが眼精疲労の原因となることがあります。大人も目が疲れやすくなりますが、視力が発達途上にある子どもにとっては、このアンバランスな見え方が、後々深刻な影響を及ぼす可能性があるのです。

ここで、日本で実際にあった事例を紹介します。

未就学の健康な子どもが3D映像を見た後に、急性内斜視を発症し、手術にまで至ったケースが報告されています。また成人した大人でも、3D映像を視聴した後に**「複視（ものが二重に見える症状）」を経験した**という報告があります。

とくに、以下の特徴に当てはまる場合は注意が必要です。

- **目の視機能が発達段階にある6歳以下の未就学児**
- **もともと斜視の傾向がある**
- **3D映像を見ていて疲れを感じやすい**

実際に、３Ｄ映像を使ったアトラクションなどでは年齢制限が設けられています。３Ｄ映像は刺激的で楽しいものですが、とくに6歳以下のお子さんには見せないよう注意しましょう。また、ＶＲはさらに目や脳に負担がかかりやすく、大人に合わせたサイズのゴーグルを用いるため、一般的に13歳以上で設定されています。

なお、３Ｄ映像視聴の年齢制限が6歳という線引きは、あくまで「両眼視機能は6歳までに発達する」という報告から設定されているものです。発達は個人差があるため、6歳を過ぎていても注意が必要です。もし子どもが不快感や目の疲れなどを訴えた場合は、すぐに３Ｄ映像の視聴を中止させ、症状が長引くようであれば眼科を受診してください。

おわりに

私が眼科医の道を選んだのは、**「1人でも多くの方の見える喜びを叶える手助けをしたい」**という強い想いからでした。そして、医師として歩み始めてからは、「鉄は熱いうちに打て」の精神で、できるだけ多くの経験を積むように努めてきました。

また、私の信念は、「病気を診るのではなく、患者さんを診る」ことです。最新の医学知識を身につけ、それを患者さんの生活背景や価値観に合わせて適用することが重要だと考えています。この考えが、士別市での開業へとつながりました。医療過疎地域で、最先端の治療を提供することで、地域医療に貢献したいという想いを実現できたのです。

今後、**眼科医療は「早期発見・早期治療」と「予防医療」にさらに力を入れていく必要があります**。緑内障や加齢黄斑変性、糖尿病網膜症など、静かに進行する恐ろしい目の病気があります。これらは早期に発見し適切に管理すれば、深刻な視力低下を防ぐことができますが、日本の失明者をゼロにすることは決して容易ではありません。

だからこそ、私はみなさんにお願いしたいのです。**たとえ目に不調を感じていなくても、定期的に眼科健診を受けてください**。目の健康は、人生の質に大きく直結します。長寿国・日本に生まれた幸運を私たちは享受していますが、それゆえに目の健康について考えることは必要なことです。「見える世界」というものは、想像以上に人生の可能性を広げてくれるはずです。

また、子どもの視力の発達は著しく、健やかな目のためには、日頃の生活習慣と親御さんの気づきが重要です。近視の子どもが急増していることも社会問題になりつつありますから、大人が正しい知識を身につけることが大切です。

最後になりますが、本書はこれまでの眼科医としての日々の診療経験をもとに書きました。それは私を頼って来院してくださる患者さんがいたからこその経験です。また、診療は私一人でできるものではありません。これまで診療に関わってきてくれた方々、そして現在、しべつ眼科で一緒に働いてくれているスタッフ達がいるからこそ、この本を世に出すことができました。しべつ眼科のスタッフはホスピタリティー精神にあふれ、思いやりを持って患者さんと接してくれていて、日々の診療を支えてくれています。これらすべての人達に、この場をお借りして、感謝を伝えたいと思います。

「1人でも多くの方の見える喜びを叶える手助けをしたい」という眼科医になったときの想いを形にするため、本書の執筆を決断しました。本書を通じて、みなさんが目の健康を再認識し、より豊かな人生を送るきっかけになれば、これほどうれしいことはありません。

今後も**「治療を地域で完結させる患者さん第一のホームドクター」**という理念のもと、最善の医療を提供し続けることをお約束します。
みなさんの目の健康と、輝かしい未来を願って。

２０２４年12月　下内昭人

下内昭人（しもうち・あきと）

旭川医科大学医学部卒業。卒業後は道内の基幹病院で勤務。2016年に博士（医学）と日本眼科学会認定専門医資格を取得する。同年、日本眼科学会総合学術展示優秀賞を受賞。2017年から旭川医科大学眼科学講座の診療助教として、糖尿病網膜症と網膜静脈閉塞症の専門外来を担当し、難症例の白内障手術や網膜剥離などに対する硝子体手術を執刀。その傍ら、出張医として士別市立病院や名寄市立総合病院などの病院で地域医療に携わる。2019年国際眼炎症ワークショップ（GOIW）で眼科医向け教育セミナーにて指名講演を行う。2020年、旭川医科大学眼科同門会長賞受賞。2022年6月にしべつ眼科を開院し、現在に至る。

目《め》の健康寿命《けんこうじゅみょう》
40代《だい》からはじめる後悔《こうかい》しないための生活習慣《せいかつしゅうかん》

2025年1月16日　第1刷発行

著者　下内昭人《しもうちあきと》

発行者　寺田俊治

発行所　株式会社 日刊現代
東京都中央区新川1-3-17　新川三幸ビル
郵便番号　104-8007
電話　03-5244-9620

発売所　株式会社 講談社
東京都文京区音羽2-12-21
郵便番号　112-8001
電話　03-5395-5817

印刷所／製本所　中央精版印刷株式会社

表紙・本文デザイン　小口翔平+青山風音+稲吉宏紀（tobufune）
編集協力　ブランクエスト

C0036

ISBN978-4-06-538271-4